Paul Demisch

Ueber Temperatursteigerungen bei der Heilung subcutaner Fracturen

Paul Demisch

Ueber Temperatursteigerungen bei der Heilung subcutaner Fracturen

ISBN/EAN: 9783744627375

Hergestellt in Europa, USA, Kanada, Australien, Japan

Cover: Foto ©berggeist007 / pixelio.de

Weitere Bücher finden Sie auf **www.hansebooks.com**

Ueber Temperatursteigerungen
bei der
Heilung subcutaner Fracturen.

Inaugural-Dissertation

vorgelegt

der hohen medicinischen Facultät

der

UNIVERSITÄT ZÜRICH

von

Paul Demisch, med. pract.

(aus Zittau, Sachsen.)

*Genehmigt auf Antrag
von Herrn Prof. Dr. Krönlein.*

Mit 8 Curventafeln.

Zürich
Druck von Zürcher & Furrer
1885.

Ueber Temperatursteigerungen
bei der
Heilung subcutaner Fracturen.

Inaugural-Dissertation

vorgelegt

der hohen medicinischen Facultät

der

UNIVERSITÄT ZÜRICH

von

Paul Demisch, med. pract.

(aus Zittau, Sachsen.)

Genehmigt auf Antrag
von Herrn Prof. Dr. Krönlein.

Mit 8 Curventafeln.

Zürich
Druck von Zürcher & Furrer
1885.

Herrn Professor Dr. U. Krönlein

aus Dankbarkeit

gewidmet

vom **Verfasser.**

Bis vor wenigen Jahren herrschte allgemein die Ansicht, dass subcutane Fracturen — ohne weitere Complicationen — einen fieberfreien Verlauf hätten. Dieser als selbstverständlich angesehenen Meinung wurde in neuerer Zeit von verschiedenen Seiten widersprochen, namentlich waren es *Volkmann* und *Bruns*, welche den Satz aufstellten, dass in der Mehrzahl auch der uncomplicirten Fälle von subcutanen Fracturen grösserer Knochen der Extremitäten die ersten Tage fieberhaft seien. So bemerkt *Bruns*[1])

„Dagegen unterliegt es keinem Zweifel, dass in der „Mehrzahl der Fälle bei subcutanen Brüchen grösserer „Knochen während der acuten Entwickelung der Bruch- „geschwulst Temperatursteigerung eintritt."

Volkmann[2]) spricht sich in ähnlicher Weise aus, er äussert: „Viel häufiger aber kann man Fieber von ausgeprägt „aseptischem Habitus bei subcutanen Verletzungen, be- „sonders aber bei subcutanen Knochenbrüchen beobachten.

„Denn sobald es sich um den Bruch eines grösseren „Knochens handelt und zumal um einen solchen, der „von einem erheblicheren die Bruchspalte umgebenden „Blutextravasate begleitet, oder mit einer stärkeren „Quetschung der Weichtheile verbunden ist, weist das „Thermometer die Temperatursteigerung in der Mehr- „zahl der Fälle nach."

Hierbei stützt sich *Bruns* auf 11 Fälle, von denen 9 fieberhaft verliefen. *Volkmann* zählt 14 Fracturen auf, welche

---

[1]) Deutsche Chirurgie, Lief. 27. I.
[2]) Sammlung klinischer Vorträge 121.

sämmtlich den Oberschenkelknochen betrafen, von ihnen waren
11 Fälle durch Fieber ausgezeichnet. Ferner finden sich noch
Temperaturbeobachtungen bei subcutanen Brüchen bei *Riedel* [1]).
Derselbe stellt für seine Arbeit über das Verhalten des Urins
nach Knochenbrüchen 19 Fälle zusammen. Dieselben betreffen
4 Mal den Oberschenkel, ein Fall davon war complicirt durch
Schrumpfniere, von den andern 3 verliefen 2 mit Fieber.
Ebenso fieberte ein Fall von fractura femoris et pelvis et radii
ohne Complication und ein Fall von fractura femoris et humeri
bei allgemeiner Tuberculosis. Betreffend den Unterschenkel
hat *Riedel* 10 Fälle, hiervon war einer complicirt mit einer
offenen Fractur des Oberkiefers, 2 Fälle complicirt durch
Wunden, ein Fall durch Phthisis und ein Fall durch Icterus.
Die andern 5 Fälle verliefen fieberfrei. 2 Fälle von fractura
tibiae waren complicirt durch Wunden, einer derselben fieberte.
Der letzte Fall endlich betrifft eine fractura fibulae, welche
ein sehr starkes Hämatom hervorrief und fieberhaften Verlauf nahm.

Durch diese Beobachtungen ist von neuem das Augenmerk
auf die Heilungsvorgänge bei Knochenbrüchen hingelenkt worden, und erscheint es mir gewiss zeitgemäss, die Temperaturverhältnisse während der Heilung von subcutanen Fracturen
einer ausgedehnten und gründlichen Untersuchung zu unterziehen.

Dank dem gütigen Entgegenkommen meines hochverehrten
Lehrers, des Herrn Professor Dr. *U. Krönlein*, bin ich in der
Lage, einen Beitrag zur Kenntniss dieser Verhältnisse liefern
zu können, der bei der relativ beträchtlichen Grösse des benutzten Materials geeignet ist, die endgültige Entscheidung
des Streites vorzubereiten.

Es wurde mir gütigst gestattet, die sämmtlichen auf subcutane Fracturen bezüglichen Krankengeschichten aus der

---

[1]) Deutsche Zeitschrift f. Chir. Bd. X.

chirurgischen Klinik der Universität Zürich zu benutzen und zwar von dem 1. April 1881 ab, dem Zeitpunkte, seit welchem Herr Professor *Krönlein* dieselbe leitet. Es ist wohl kaum nöthig, anzuführen, dass nur Fälle berücksichtigt wurden, welche im Spitale zur Beobachtung kamen, poliklinisches Material blieb auch bei der Statistik ausgeschlossen. Dagegen wurden die poliklinischen Journale benutzt, wenn es galt, die Heilungsdauer der Patienten zu berechnen, welche nach längerer oder kürzerer Zeit mit Verband entlassen worden waren und sich zur Weiterbehandlung in der Poliklinik einfanden.

Die Ausbeute war eine unerwartet günstige, ich fand 450 Fälle vor, die Gegenstand klinischer Behandlung gewesen waren. Die genaue Untersuchung des Materials ergab folgende Resultate:

Von 450 in klinischer Beobachtung stehenden Fällen subcutaner Fracturen verliefen 358 absolut fieberlos, während in 92 Fällen Temperaturerhöhungen beobachtet wurden. Diese 92 Fälle mussten bei eingehenderer Bearbeitung in verschiedene Gruppen getheilt werden. Zuerst finden sich 54 Fälle, welche absolut ohne Complication verliefen und deshalb als vollständig brauchbar den Hauptstoff der Arbeit bilden konnten. 4 Fälle werden complicirt durch oberflächliche Hautwunden, welche nicht an dem fracturirten Gliede, sondern am Kopfe sich finden und Folge eines den ganzen Körper treffenden Trauma sind. Diesen Complicationen kann mit Ausnahme eines Falles ein Einfluss auf die Temperatur nicht zugeschoben werden, denn es sind Hautwunden von 2—3 cm. Länge, welche sämmtlich nicht in die Tiefe dringen und niemals den Schädelknochen bloslegen. Bei dem vierten durch Hautwunde complicirten Falle hingegen ist die Wunde 15 cm. lang und „verschmiert", wie ausdrücklich hervorgehoben wird. Er kommt bei der folgenden Betrachtung nicht in Anwendung, weil die Fractur einen Wirbel betrifft.

Ich hielt es für angemessen, sämmtliche Fälle von Wirbel- und Schädelfracturen von der Betrachtung auszuschliessen, weil das Fieber mit der Commotio resp. Laesio cerebri ant medullae spinalis in Zusammenhang gebracht werden musste oder konnte. In dritter Linie fand ich 13 Fälle, welche rein zufällige Complicationen darbieten, die mit dem Bruche absolut keinen Zusammenhang haben, z. B.: Pneumonia fibrinosa, Scarlatina, Morbilli etc. und bei denen in den meisten Fällen das Fieber zweifelsohne nichts mit der Fractur zu thun hatte.

Eine vierte Gruppe von subcutanen Brüchen ist complicirt durch Verletzungen und Aenderungen des normalen Verlaufes, welche durch die Fractur selbst bedingt wurden, so z. B. Fettembolie, Nephritis traumatica, Pneumothorax, Emphysema subcutaneum etc. Derartige Fälle fanden sich 15.

Ausgeschieden wurden ferner 2 Fälle von gewaltsamer Streckung schlechtgeheilter Fracturen und 1 Fall, wo neben der einfachen Fractur links eine complicirte rechts am Unterschenkel sich fand.

Die restirenden drei Fälle endlich bieten einen so abweichenden Verlauf, dass ich mich bewogen fühlte, dieselben hier zu veröffentlichen und werde ich meine Bemerkungen den Krankengeschichten beifügen.

Wie vertheilen sich nun diese Fälle hinsichtlich ihrer Localität? Betrachten wir zunächst die ersten 58 Fälle, so finden sich die langen Knochen der Extremitäten 47 mal befallen, ferner 3 Rippenbrüche, 5 Wirbelfracturen und 3 Beckenringfracturen. Diese letzteren 3 Gruppen werden weiter unten einer kurzen Besprechung unterzogen werden. Die 47 Fälle von Brüchen langer Röhrenknochen ergeben:

Fractura femoris	16 mal
- cruris	18 ,
- fibulae	4 ,
- tibiae	1 ,

Fractura radii 2 mal.
„ humeri 5 „
„ olecrani 1 „

Die 13 Fälle mit zufälligen Complicationen betreffen

7 mal den Oberschenkel,
3 „ die Rippen,
1 „ das Darmbein,
1 „ humerus und Rippen,
1 „ patella und Unterkiefer.

Ob und wie weit hier das Fieber durch die Fractur mit beeinflusst ist, soll ein Vergleich der Temperaturcurven zeigen. Die letzte Gruppe endlich umfasst:

1 mal den Oberschenkel,
9 „ die Rippen,
3 „ die Wirbel,
1 „ Rippen und Unterkiefer und endlich

1 mal einen Fall von multipler Fractur, der infolge des bald eintretenden Exitus kaum Gegenstand genauer Untersuchung war. Die Section ergab ausser Fettembolie:

fract. condyli ext. femor. sin, fract. patell. dextr., fract. clavicul. sin., fract. multipl. costar. c. laes. pulm.

Indem ich nun einstweilen sowohl die Fälle mit zufälligen Complicationen als auch die letzterwähnte Gruppe völlig unberücksichtigt lasse und mir vorbehalte, in einem spätern Abschnitte sie einer eingehenderen Besprechung zu würdigen, lege ich der folgenden Untersuchung nur die 47 Fälle von Brüchen langer Röhrenknochen ohne Complication unter, wobei die drei leichten Hautwunden keine Berücksichtigung erfahren.

In erster Linie erschien es mir interessant, die **Häufigkeitszahlen** für den fieberhaften Verlauf zu berechnen. Zu diesem Zwecke sehe ich mich genöthigt, auf die 358 Fälle subcutaner Fracturen ohne Temperatursteigerung zurückzugreifen. Dieselben vertheilen sich rücksichtlich ihrer Localität wie beistehende Tabelle zeigt:

femur	fibula	tibia	Crus.	Scap.	Oss. il.	Antibr.	rad.	uln.	pat.	hum.	cost.	vert.
68	44	12	70	10	10	9	15	7	12	30	38	13

oder auf die Körperhälfte vertheilt:

r.	l.	r.	l.	r.	l.	r.	l.	r.	l.	r.	l.	r.	l.	r.	l.	r.	l.	r.	l.	r.	l.	r.	l.	r.	l.
35	32	20	24	9	3	38	32	5	5	6	4	4	5	7	8	3	4	6	6	16	14	20	18		

1 beiderseit.
fract. fem.

Die Wirbel betreffen:

     5 vert. colli.
     7 „ dors.
     1 „ lumb.

Endlich noch: 1 fract. proc. alveol. oss. max. sin.
      1 „ oss. zygomat. d.
      1 „ oss. nasal.
      1 „ maxill. super. d.
      5 „ baseos cranii.
      2 „ sterni.
      1 „ clavic. d.
      3 „ „ sin.
      1 „ calcanei d.
      1 „ „ sin.
      1 „ oss. metatarsi d.
      2 „ „ „ sin.

Es würde falsche Resultate ergeben, wollte man sofort die mit Fieber verlaufenden Fälle mit den andern vergleichen, denn es sind unter den nicht fiebernden sehr viele, welche erst am 2., 3. bis 18. Tage nach dem Unfalle zur Aufnahme kamen. Da nun die Erfahrung lehrt, dass oft nur 1—2 Tage Fieber besteht, so würde meine Aufstellung eine grosse Fehlerquelle enthalten haben, indem viele Fälle als fieberfrei gegen die fiebernden gerechnet würden, welche vielleicht doch gefiebert haben. Ich schloss daher sorgfältig sämmtliche Fälle aus, welche nicht am Tage des Unfalls zur Beobachtung gekommen waren und nahm nur diejenigen, welche mit dem Bemerke: „Patient wird sofort hereingebracht" oder: „Patient verunglückte heute Morgen" etc. versehen waren, zur Bestimmung der Prozentzahlen. Freilich wird umgekehrt durch Ausschluss sämmtlicher nicht frischer Fälle meine Prozentzahl voraussichtlich etwas höher, als der Wirklichkeit entspricht, allein da so wie so die von mir gefundenen Werthe bei grössern Beobachtungsreihen eine Modification erfahren werden und auch diese Fehlerquelle bei grösster Gewissenhaftigkeit nicht auszuschliessen ist, so erschien mir diese Auswahl als der richtigste Weg.

Es ergab sich sonach folgende Tabelle:

Femur.	Fibula.	Tibia.	Crus.	Rad.	Ulna.	Humerus.	Pelv.	Cost.
35.	11.	4.	34.	11.	4.	12.	4.	8.

Mit Fieber ohne Complicationen:

| 16. | 4. | 1. | 18. | 2. | 1. | 5. | 3. | 3. |

Es finden sich demnach unter 51 Oberschenkelbrüchen 16 Fälle mit Fieber, d. h. 31.37 %.

Die Brüche beider Unterschenkelknochen zusammen ergeben unter 52 Fällen 18 mal Fieber, also 34.61 %.

Bei den Brüchen der Fibula ergeben sich 26.27 %.
Bei der Tibia 20 %.

An der obern Extremität ergeben sich:
    für Humerus 29.41 %.
    „ Radius 15.38 %.
und endlich Ulna 20 %.

Die höchste Prozentzahl würden beanspruchen die Beckenringfracturen mit 42.86 %, während die Rippenfracturen in 27,27 % der Fälle fieberhaften Verlauf aufweisen.

Die Betheiligung der einzelnen Körperhälften zu berechnen, z. B. das Ueberwiegen der einen Seite über die andere, hielt ich bei der immerhin beschränkten Anzahl der Fälle, welche mir zu Gebote standen, für unnöthig, denn schon bei oberflächlicher Betrachtung zeigte es sich, dass die Zahlen hierfür sich wenig decken, oft sogar einander direct widersprechen.

Vergleichen wir die so gefundenen Zahlen mit denen *Volkmanns*, so ergiebt sich eine auffallend grosse Differenz. *Volkmann* hatte unter 14 Fällen von Oberschenkelbrüchen 78,57 % mit Fieber, also etwa $2^1/2$ mal so viel als ich bei 51 Fällen. Die vielleicht zur Erklärung dieses Missverhältnisses herbeigezogene Bemerkung *Volkmanns* [1]:

„Dass im Uebrigen die betreffenden Gewährsmänner „thermometrische Messungen nicht vorgenommen haben" ist in diesem Falle nicht zutreffend, denn im hiesigen Spitale werden sämmtliche Patienten täglich mindestens zwei mal mit dem Thermometer gemessen, auch wenn keine Klagen geäussert werden und sich immer normale Temperaturen ergeben.

Auch die Bemerkung *Volkmanns*, dass bei Unterschenkelbrüchen in etwa 50 % Fieber vorhanden sei, kann ich nicht bestätigen, denn ich fand nur 34,61 % und habe eher zu hohe Zahlen (wie bereits oben erörtert wurde).

Die von *Bruns*[2] gefundenen Zahlen sind noch höher, unter 7 Oberschenkelbrüchen verliefen 6 Fälle mit Fieber. Ich bin fest überzeugt, dass eine längere Beobachtung diese hohen Prozentsätze erheblich erniedrigen wird.

Auch *Riedels*[3] Zusammenstellung ergiebt andere Resultate als die meine. Bei ihm verlaufen die uncomplicirten Unterschenkelbrüche sämmtlich fieberlos, während die Oberschenkelbrüche in 66,66 % der Fälle fiebern.

Wollte man gar ohne Rücksicht darauf, ob die Patienten von Anfang an unter ärztlicher Beobachtung standen, sondern

---

[1] Sammlung klin. Vorträge 121 und 117—118.
[2] Deutsche Chirurgie Lief. 27. I. pag. 251.
[3] Zeitschrift für deutsche Chirurgie, Bd. 10.

gestützt allein auf die Aussage, dass Patient sich wohl befunden habe, die Prozentzahlen berechnen, so erhielte man bei meinem Materiale für Femur 19,05 %, Unterschenkel 20,45%, Humerus 14,3 %, Ulna 12,5 %, Radius 11,76 %, Fibula 8,33 %, Tibia 7,7 %. Ich habe bereits oben angeführt, dass ich diese Resultate für untauglich halte. Es wird auch hier Sache der Erfahrung und langer Beobachtung sein, die richtigen Grenzen vorzuzeichnen. Einstweilen lässt sich im Allgemeinen nur sagen, dass die Bemerkung, welche *Bruns* an oben erwähntem Orte macht, nicht zutrifft, während anderseits auch *Billroth* mit seiner Ansicht, dass:

„es eine Seltenheit sei, wenn einer dieser Kranken „überhaupt Fieber bekomme",

nicht das Richtige sagte. Bezüglich der grössern Knochen, d. i. femur, tibia, fibula, humerus, radius, ulna ergiebt meine Zusammenstellung im Durchschnitte unter 158 Brüchen 47 mal fieberhaften Verlauf, also in etwa 29,75 %, bedingt durch die Fractur allein unter Ausschluss zweideutiger Fälle.

Wodurch sind nun aber diese Fälle, die ohne irgend welche Complication doch fieberhaft verlaufen, vor den andern ausgezeichnet? Bietet ihr Verlauf etwas abweichendes dar? Steht das Fieber vielleicht in irgend welchem Zusammenhange mit der Dauer der Consolidation, befällt es anämische und schlecht ernährte Leute mehr oder sind es gerade kräftige, in guten Verhältnissen lebende Personen, die mit Fieber auf die Verletzung antworten? Hat das Alter und das Geschlecht einen Einfluss? Wird das Fieber durch Blutextravasate bedingt? Eine Beantwortung aller dieser Fragen müsste für die Beurtheilung des einzelnen Falles von Bedeutung werden und so habe ich denn versucht, nach dieser Richtung hin etwas allen Fällen gemeinsames und die fieberhaft verlaufenden subcutanen Brüche vor den andern auszeichnendes zu finden. Um nun das Resultat, welches die aufmerksame Bearbeitung ergab, der allgemeinen Prüfung unterwerfen zu können, sehe ich mich genöthigt, die 47 Krankengeschichten in möglichst kurzem Auszuge wiederzugeben.

1. Fall. 4½jähriger Knabe, kommt sofort nach dem Falle in's Spital, ist sehr gut entwickelt. Fractura obliqua femoris sin. Crepitation in grosser Ausdehnung, keine Schwellung, mässiger Callus. Extensionsverband. Am 2. Tage Fieber, 38° 0 M., 38° 2 A. Heilung in 46 Tagen.

2. Fall. 8jähriger Knabe kommt am Tage nach dem Unfalle in's Spital. Gut entwickelt. Mässige Schwellung, geringe Sugillation. Fract. femor. sin. Gypsverbd. mit Beckengürtel. 4 Tage Fieber (cf. Curve I) vom ersten Abende an. Heilung in 40 Tagen.

3. Fall. 10jähriger Knabe, kommt am nächsten Tage. Transport mittelst Wagen in Schienenverband. Gut genährt. Fract. femoris sin. Starke Schwellung, keine Sugillation. Extensionsverbd. 10 Tage Fieber (cf. Curve II) vom ersten Tage an. Grosser Callus. Heilung in 36 Tagen.

4. Fall. 7jähriger Knabe. Sturz über mehrere Stufen. sofortiger Transport. Kräftig, gut genährt. Fract. femor. sin. Starke Schwellung der untern Hälfte des lk. Oberschenkels. Keine Sugillationen, deutliche Crepitation. Extensionsverbd. Vom dritten Tage an 7 Tage Fieber bei subjectivem Wohlbefinden (Curve III). Mächtige Callusbildung. Heilung in 32 Tagen.

5. Fall. 2jähriges Mädchen. Gesundes Kind, innere Organe normal. Beide Oberschenkel ziemlich bedeutend geschwollen, in der Mitte sehr schmerzhaft, deutliche Crepitation. Harn normal. Gypsverbd. Vom 2. Tage an 6 Tage Fieber

Anmerkung. Wenn in diesen Krankengeschichten einzelne Details über Transport, lokalen Befund, Art des einwirkenden Trauma etc. fehlen, so liegt die Schuld nicht am Verfasser, was wichtig erschien, wurde gebracht, das Fehlende konnte natürlich nicht ersetzt werden.

bei gutem Allgemeinbefinden. Heilung innert 38 Tagen. Fract. femor. utriusque (Curve IV).

6. Fall. 62jähriger Mann. Sturz von Treppe. Fract. colli femor. d. R. Oberschenkel bedeutend geschwollen, starke Sugillation, geringe Crepitation. Eine Nacht Sandsäcke, dann Extension. 2 Tage Fieber (Curve V). Heilung in 67 Tagen.

7. Fall. 28jähriger Mann, 4 Stock hoch herabgestürzt, mit r. Oberschenkel gegen Balken, sofort Transport mittelst Bahre. Kräftiger, mittelgrosser Mann, gut genährt. Etwas oberhalb der Mitte des r. Oberschenkels Crepitation und deutliche Beweglichkeit, ausgedehntes Hämatom an der äussern Seite. Fractura femor. d. Extensionsverbd. 11 Tage Fieber bei subjectivem Wohlbefinden (Curve VI). Heilung in 52 Tagen.

8. Fall. 62jähriger Mann, von einer Kuh beim Melken mit dem Huf geschlagen. Nothverband, in's Spital am nächsten Morgen mittelst Wagen. Mittelgross, kräftig gebaut. Am obern Drittel des r. Oberschenkels Querfractur mit deutlicher, seitlicher Beweglichkeit und Crepitation. Starke Sugillationen, grosses Hämatom. Fract. femor. d. Extension. 4 Tage Fieber (Curve VII). Bedeutender Callus. Heilung in 90 Tagen.

9. Fall. 16jähriges Mädchen. Vom Wagen gefallen, mehrere Kinder ihr auf das rechte Bein. Ohne Verband heimgefahren, hier Schienenverband und am nächsten Tage in's Spital. Gesund, kräftig. Fract. femor. d. Diffuse Schwellung. Sugillation der äusseren Seite. Dislocation über einander. Bruchlinie etwas unterhalb der Mitte. Extensionsverband. 9 Tage Fieber (Curve VIII). Mächtiger Callus. Wohlbefinden. Heilung in 40 Tagen.

10. Fall. 3jähriger Knabe, 6 Stufen herabgefallen, am nächsten Tage in's Spital mit Nothverband aus Schindeln. Wohlgenährt. Harn ohne Eiweiss. Fract. femor. d. Schwellung, Crepitation, keine Sugillation. Extension. 7 Tage Fieber (Curve IX). Grosser Callus. Heilung in 34 Tagen.

11. Fall. 28jähriger Mann, von einem Wagen überfahren, sofort in's Spital. Fract. femor. d. et fract. clavic. sin. c. dislocat. Laute Crepitation. Sayre's Heftpflasterverbd. Extension. 4 Tage Fieber (Curve X). Bedeutender Callus. Heilung in 56 Tagen.

12. Fall. 55jähriger Mann. gut genährt, vor 2 Tagen gestürzt, sofort ärztliche Hülfe. Risswunde der Kopfhaut, genäht. Länge ca. 3 cm. Typische fract. colli femor. sin. Extension. Am ersten Abend 38.0. Heilung in 60 Tagen.

13. Fall. 38jähriger, kräftiger Mann, kommt sofort nach dem Unfall in's Spital. Sturz 10—15 Fuss gegen Mauer. Im untern Drittel des lk. Oberschenkels Fracturlinie annähernd quer. Hämatom bis zur Kniekehle. Ueber dem lk. Auge eine 2 cm. lange, reine Weichtheilwunde. Knochen nicht entblösst. Borsalbeläppchen. Extension. 2 Tage Fieber (Curve XI). Ziemlich grosser Callus. Heilung in 49 Tagen.

14. Fall. 15jähriger, mässig kräftiger Knabe, beim Turnen gestürzt gegen Balken. R. Oberschenkel deutlich nach innen geknickt, geringe Sugillationen, deutliche Crepitation. Extensionsverbd. 7 Tage Fieber (Curve XII). Subjectives Wohlbefinden. Durstgefühl erhöht. Sehr beträchtliche Callusbildung. Heilung in 45 Tagen.

15. Fall. 6jähriger, gut entwickelter Knabe, erlitt einen Bruch des linken Oberschenkels, indem er in das Rad eines fahrenden Wagens kam. Kalte Umschläge, am nächsten Morgen in's Spital. Starke Schwellung, wenig Sugillationen. Der Oberschenkel bildet einen nach hinten offenen Winkel. Extensionsverband. Vom 4. Tage ab ohne merkliche Veranlassung 8 Tage Fieber (Curve XIII). 2 Tage leichte Albuminurie. Sehr grosser Callus. Heilung in 33 Tagen.

16. Fall. 75jährige alte, stark abgemagerte Frau stürzte über einen Stecken, blieb längere Zeit hülflos liegen, kam am nächsten Morgen in's Spital. R. Oberschenkel stark geschwollen, ausgedehnte Sugillationen. Kniegelenksgegend aufgetrieben. Femur dicht über Gelenk quer fracturirt, oberes Fragment nach innen dislocirt. Urin eiweissfrei. Ruptura ligam. patell. fract. femor. d. 17 Tage Fieber. (Curve XIV) geringe Callusbildung. Heilung der Fractur in 72 Tagen. Schienenverband zur Fixation des Knies.

17. Fall. 27 jähriger Mann stürzt bei Glatteis gegen eine Bretterwand, wird mittelst Wagen heimgefahren, kommt am zweiten Tag in's Spital ohne Verband. Schwächliches Individuum. Fract. cruris sin. Starke Schwellung und Sugillation, laute Crepitation. Gypsverband. 6 Tage hohes Fieber bei subjectivem Wohlbefinden. Durst. Mächtiger Callus. Heilung in 39 Tagen. (C. XV).

18. Fall. 30 jähriger, gesunder, kräftiger Mann wird beim Durchgehen des Pferdes vom Wagen geworfen und überfahren. Er kommt sofort in die Klinik. Fract. cruris d. Fussgelenksgegend erscheint stark geschwollen, Haemarthros. Tibia dicht über Malleolus, Fibula an dünnster Stelle fracturirt. Die ersten 6 Tage Fieber bis 39°,2 (Curve XVI) Gypsverband. Heilung in 40 Tagen.

19. Fall. 37 jähriger, anaemischer, schlecht genährter Mann. Sturz auf das rechte Bein. Sofortiger Nothverband. am zweiten Tage in's Spital. 3 Finger breit über Malleolus schiefe Fractur des Unterschenkels mit grosser Beweglichkeit und lauter Crepitation (Splitterbruch?). Nach 43 Tagen bei vollendeter Consolidation Abtragung eines hervorstehenden, fast perforirenden spitzen Knochenfragmentes mit der Knochenscheere. Nur am ersten Abend 38°.2. Nach der Operation Schmerz in der Bruchstelle, Wasserglasverband. Entlassung zur poliklinischen Weiterbehandlung. eingetragen als geheilt 109 Tage nach dem Unfall.

20. Fall. 34 jähriger, kräftiger Mann. kommt beim Holzfällen zwischen 2 Baumstämme und acquirirt eine fract. cruris d. comminut. Mit sofort angelegtem Nothverband Transport per Wagen in's Spital. Tibia schräg von innen unten nach aussen oben. Oberes Fragment erscheint biegsam, leises Crepitiren, vermuthlich noch eine Fissur vorhanden. Die Fibula ist auf gleicher Höhe fracturirt. Starkes Haematom des Unterschenkels. Nur am ersten Abend 38°.2. Heilung sehr langsam, fast kein Callus zu fühlen, nach poliklinischer Weiterbehandlung erfolgt in 111 Tagen Heilung.

21. Fall. 49 jähriger Potator strenuus. Im Rausche 20 Stufen herabgefallen, am nächsten Tage in's Spital. Kräftig, starker panniculus. Am rechten Unterschenkel ausgedehnte Sugillation, mächtige Schwellung, Haemarthros des Fussgelenks. Gypsverband. fract. crur. d. 4 Tag Fieber (Curve XVII). Mässige Callusbildung. Heilung in 47 Tagen.

22. Fall. 26 jähriger Mann, von einem stürzenden Baume von hinten umgeschlagen, mit Nothverband am nächsten Morgen in's Spital. Gross, kräftig. Fract. crur. supramalleol. d. Dislocation. Crepitation. Haemarthros, keine Sugillation. Gypsverbände. 2 Tage Fieber (Curve XVIII). Heilung in 45 Tagen.

23. Fall. 23 jähriger Mann. Beim Holzfällen verunglückt, sofort in's Spital. Gut genährt. Struma median. fract. crur. sin. mall. Starke Schwellung, oberhalb des Gelenks deutlich fluctuirendes Blutextravasat. Haemarthros. Gypsverbd. Tüchtiger Callus. Vom dritten Tage an Fieber während 6 Tagen bei subjectivem Wohlbefinden und ungestörtem Schlafe (Curve XIX). Heilung in 46 Tagen.

24. Fall. 45 jähriger Mann, von einem Hebel getroffen. Mit gepolsterter Schiene heim und am nächsten Tage in's Spital. Kräftig gebaut, gut genährt. Fract. crur. d. commin. Starke Sugillation und Schwellung, winklige Abknickung des Unterschenkels nach innen. Gypsverband. 4 Tage Fieber (Curve XX). Ziemlich grosser Callus. Nach 44 Tagen mit Verband entlassen [1]).

---

[1]) **Anmerkung.** Bei den mit der Notiz: „mit Verband entlassen" versehenen Fällen war auch unter Zuhülfenahme der poliklinischen Journale die Heilungsdauer nicht zu erfahren und nehme ich an, dass die betreffenden Patienten in andere Behandlung getreten sind.

25. Fall. 64jähriger Mann, überfahren. Nothverband aus Schienen, sofort in's Spital. Mittelgross, ziemlich kräftig, gut genährt. Potator. Fract. crur. d. Starke Sugillation, hochgradig mobile Fractur, mässige Schwellung. 2 Tage Fieber (Curve XXI). Nach 46 Tagen mit Verband entlassen.

26. Fall. 34jähriger Mann stürzt 15 Fuss herab auf harten Boden. Mit Nothverband nach zwei Stunden in's Spital mittelst Wagens. Kräftig gebaut. Fract. crur. commin. Bedeutende Schwellung, starke Sugillation, ausgedehnte Beweglichkeit. Gypsverband. 9 Tage Fieber (Curve XXII). Heilung in 76 Tagen.

27. Fall. 46 jähriger Mann, bleibt zwischen 2 Eisenschienen stecken und stürzt, wobei er eine fract. crur. d. acquirirt. Sofortiger Transport in's Spital mittelst Bahre. Kräftig gebaut, sehr gut genährt. Bedeutende Sugillationen, laute Crepitation. Gypsverband. 4 Tage Fieber (Curve XXIII). Deutlicher Callus. Heilung in 43 Tagen.

28. Fall. 45 jähriger Mann, auf der Strasse gestürzt. Nothverband. Am nächsten Tage in's Spital. Gross, kräftig. Fract. crur. sin. zwischen mittlerem und unterm Drittel. Geringe Beweglichkeit. Gypsverband. 4 Tage Fieber (Curve XXIV). Bedeutender Callus. Heilung in 42 Tagen.

29. Fall. 46 jähriger Potator, im Rausche gestürzt; sofort in's Spital. Mittelgross, gut genährt. Fract. crur. obliqu. d. Bruchlinie von unten innen nach oben aussen. Dislocation des obern Fragmentes nach innen. Gypsverband. 4 Tage Fieber (Curve XXV). Heilung in 61 Tagen.

30. Fall. 51 jähriger kräftiger Mann erlitt vor zwei Tagen eine fract. crur. sin. commin., kommt mit Verband in's Spital. Wenig Sugillationen, ausgedehnte abnorme Beweglichkeit. Gypsverband. Grosser Callus. 4 Tage Fieber vom zweiten Tage an (Curve XXVI). Heilung in 75 Tagen.

31. Fall. 15jähriger gesunder Knabe, kommt am Morgen nach dem Unfall in's Spital mit Schindelverband. Fract. crur. sin. Mässige Schwellung, geringe Sugillationen. Schiene und doppelte Eisblase. 6 Tage Fieber (Curve XXVII). Durst. Grosser Appetit. Mächtiger Callus. Am 7. Tage Gypsverband. Heilung in 44 Tagen.

32. Fall. 13jähriger Knabe verunglückte bei einem Spaziergange, wird heimgefahren. Lattenverband. Am zweiten Tage in's Spital. Nicht gut genährt. Fract. crur sin. Bedeutende Schwellung, geringe Sugillationen. Gypsverband. 5 Tage Fieber (Curve XXVIII). Bedeutender Callus. Heilung in 32 Tagen.

33. Fall. 37jähriger Mann. Sturz von einem Baume 20 Fuss hoch. Am nächsten Tage mit Gypsverband in's Spital. Mässig kräftig. Fract. crur. commin. sin. Starke Schwellung, ausgedehnte Sugillationen. Bedeutende abnorme Beweglichkeit. laute Crepitation. 3 Tage Fieber (Curve XXIX). Grosser Callus. Heilung in 68 Tagen.

34. Fall. 46jähriger Mann, kommt am Morgen nach dem Unfalle zur Aufnahme. Kräftig gebaut, gut genährt. Fract. crur. supramall. sin. obliqu. Bruchlinie von innen oben nach aussen unten. Dislocat. des obern Fragmentes nach aussen. 5 Tage Fieber (Curve XXX). Grosser Callus. Heilung in 54 Tagen.

35. Fall. 16jähriger Jüngling, ausgeglitten und auf das linke Bein gestürzt, sofort in's Spital. Gut entwickelt. Fract. fibul. sin. mall. Starkes Haematom. Gypsverband. 3 Tage Fieber (Curve XXXI). Heilung in 29 Tagen.

36. Fall. 22jähriger Mann, 10 Fuss gestürzt, sofort in's Spital. Kräftig gebaut. Struma. Hernia ingu. sin. fract. fibul. sin. mall. Ziemlich ausgedehnte Sugillationen. Gypsverband. 3 Tage Fieber (Curve XXXII). Heilung in 28 Tagen.

37. Fall. 48jähriger Mann, umgekippt, sofort per Wagen in's Spital. Fract. mall. ext. fib. d. Ziemliche Schwellung.

Ausgedehnte Sugillationen. Nach 12 Tagen mit Verband entlassen. Vom zweiten Tage ab 3 Tage Fieber (Curve XXXIII).

38. Fall. 32jähriger Mann, kommt sofort in's Spital. Kräftig gebaut. Fract. mall. ext. sin. fibul. Starke Schwellung, keine Sugillation. 2 Tage Fieber (Curve XXXIV). Deutlicher Callus. Heilung in 24 Tagen.

39. Fall. 14jähriger Knabe, 2 Stock hoch gefallen, sofort in's Spital. Kräftig, gut genährt. Fract. tibiae sin. Sugillationen, geringe Schwellung, am nächsten Tage Gypsverband. Am fünften Abend Fieber 4 Tage lang (Curve XXXV). Wohlbefinden.

40. Fall. 34jähriger Mann, 14 Fuss hoch auf vorgestreckte Arme gefallen, kommt am nächsten Tage in's Spital. Kräftig gebaut. Fract. epiphys. rad. utriusqu. Starke Schwellung, geringe Sugillation, geringe Dislocation. 2 Tage Fieber (Curve XXXVI). Nach 16 Tagen entlassen mit Verband.

41. Fall. 24jähriger Mann von einem Wagen umgerissen. Kräftig gebaut, gut genährt. Fract. epiphys. radii sin. Schwellung, keine Sugillation. Am ersten Abend Fieber 38°,8. Nach 4 Tagen mit Verband entlassen.

42. Fall. 40jähriger Mann. Sturz auf Ellenbogen. Gut gebaut, kräftig. R. Ellenbogengegend stark geschwollen, bedeutende Sugillation, bei Beugung Diastase. Fract. olecrani d. Gypsverband. 2 Tage Fieber (Curve XXXVII). Heilung in 26 Tagen.

43. Fall. 1½jähriger Knabe, vom Stuhle gefallen, 2 Tage später in's Spital. Anaemisch, rachitisch (Rosenkranz, gekrümmte Unterschenkel). Fract. humeri sin. Mässige Schwellung und Sugillation. Dessault'scher Verband. Deutlicher Callus. Am ersten Abend 38°,2. Heilung in 30 Tagen.

44. Fall. 2½jähriger Knabe, vom Stuhl gefallen, am dritten Tage in's Spital, bisher ohne Behandlung. Gut genährt. Bedeutende Schwellung, keine Sugillation. Eisblase. Am nächsten Tage in Chloroformnarcose Diagnose auf fract. condyl. int. hum.

sin. gestellt. 5 Tage hohes Fieber trotz allgemeinen Wohlbefindens (Curve XXXVIII). Heilung in 25 Tagen.

45. *Fall.* 4jähriger Knabe, vor 2 Tagen überfahren, kräftig, gut aussehend. Fract. T-formis humeri d. Bedeutende Schwellung. Bewegung des Ellbogengelenks zwar schmerzhaft, aber glatt. Sugillationen. Haemarthros. 3 Tage Fieber ohne Klagen (Curve XXXIX). Nach 11 Tagen mit Verband entlassen.

46. *Fall.* 19jähriger Jüngling. Sturz gegen rechten Arm, sofort in's Spital. Mässig kräftig, mittlerer Ernährungszustand. Fract. hum. d. im untern Drittel. Starke Schwellung. Am ersten Abend 38°,0. Nach 10 Tagen mit Tripolithverband entlassen.

47. *Fall.* 17jähriger Jüngling kommt am Tage nach dem Unfalle zur Aufnahme. Kräftig gebaut, gross. Fractura colli humeri d. Untersuchung am dritten Tage in Chloroformnarcose. Schultergegend sehr stark geschwollen. Clavicula intact. Erguss in's Gelenk. Dessault'scher Verband, später (vom 4. Tage an) Extension nach *Volkmann*. Ausgedehnte Sugillationen. 10 Tage Fieber (Curve XL). Am 13. Tage entlassen mit Gypsverband, geheilt poliklinisch 32 Tage nach dem Eintritte in's Spital.

Suchen wir nun an Hand dieser mir wichtig erscheinenden Angaben aus den betreffenden Krankengeschichten die Antwort auf die verschiedenen Fragen zu geben, welche ich oben gestellt habe. Beginnen wir zunächst mit der Frage:

Steht das Fieber im Zusammenhang mit dem Alter des Patienten?

Betrachten wir die Krankengeschichten näher, so fällt auf, dass kein einziger Fall mit Fieber ein Kind unter 12 Monaten betrifft, während die fieberlosen Fälle deren verschiedene aufweisen, auch wenn wir nur mit frischen Fällen, d. h. solchen, welche am Tage des Unglücksfalles zur Beobachtung kamen, rechnen. Ich fand unter den Oberschenkelbrüchen:

1 Mal ein Kind von 5 Monaten.
2 „   „   „   „   9   „
1 „   „   „   „   11

also 4 Fälle unter einem Jahre. Unter den fieberlosen Fällen *Volkmanns* befindet sich aber auch: „ein jüngeres Kind" und es scheint mir, als ob *Volkmann* dies besonders hervorheben wolle. Ich nehme an, es handelt sich hier ebenfalls um ein Kind im ersten Lebensjahre. Rechnen wir *Volkmanns* und meine Fälle zusammen, so fänden sich unter 65 Oberschenkelbrüchen 5, welche dem ersten Lebensjahre angehören und absolut fieberlos verlaufen, es wären demnach 13.16 % der fieberlosen Fälle. Es ist also das erste Lebensjahr dadurch ausgezeichnet, dass ihm angehörige Individuen vielleicht niemals, oder wenigstens nur selten erhöhte Temperaturen während der Heilung subcutaner Fracturen aufweisen.

Im Uebrigen finden sich die verschiedenen Jahrzehnte sämmtlich durch annähernd gleiche Zahlen vertreten, wie beistehende Tabelle zeigt.

Es finden sich nämlich:

in den Jahren 1—10   10 Fälle
               11—20   8
               21—30   8
               31—40   8
               41—50   7

Dass das sechste Jahrzehnt mit 2, das siebente mit 3 und das achte mit 1 Falle vertreten sind, entspricht ungefähr der gleichfalls geringeren Zahl fieberloser Fälle. Es scheint demnach das Alter vom 13. Monat ab ohne wesentlichen Einfluss zu sein.

Hinsichtlich des **Geschlechtes** ergiebt sich, dass von den 47 Fällen mit fieberhaftem Verlaufe 3 dem weiblichen Geschlechte angehören, also nur 8.51 %, während unter den nicht fiebernden 111 Fällen 16 weibliche und 95 männliche Individuen betreffen, sodass das weibliche Geschlecht hier 16,84 % also nahezu das Doppelte einnimmt. Es scheinen also die weiblichen Individuen weniger geneigt zu sein, mit Fieber auf eine Fractur zu antworten, als die männlichen.

Wie verhält es sich betreffs der Localität des Bruches?

Was schon bisher von *Volkmann* und *Bruns* für sicher genommen wurde, dass vorzugsweise die Brüche der grossen Röhrenknochen der Extremitäten zu Fieber Veranlassung geben, erweist auch meine Untersuchung. Denn die Brüche des Oberschenkels und des Unterschenkels haben die grössten Prozentzahlen aufzuweisen. Wenn dagegen die Fibula gegenüber der ungleich stärkeren Tibia im Vortheile ist, so dürfte dies wohl lediglich eine Folge des Zufalls sein. Es macht sich eben hier wieder die relative Kleinheit des Materials in störender Weise geltend.

Die Art des Bruches, ob Querfractur oder Schieffractur, ob einfacher Bruch oder Splitterbruch, scheint gleichfalls nicht unwesentlich zu sein. Auf 6 Fälle von Fractura comminutiva, welche ohne Fieber verliefen, kommen 5 Fälle mit Fieber und es ergibt sich also ein Procentsatz von 45,45 % o. Dieser Procentsatz erscheint also ziemlich beträchtlich erhöht, denn ich fand, wie oben angegeben, das Verhältniss zwischen fieberlosen und fiebernden Fällen wie 111 : 47, also nahezu 29,75 %. Ebenso finden wir unter den nicht fiebernden Brüchen keinen einzigen Schrägbruch, während bei den fiebernden deren 3 vorhanden sind.

Nach *Angerer, Edelberg, v. Wahl* soll das Fieber in Zusammenhang stehen mit dem **Blutextravasate**. Ich komme hierauf weiter unten nochmals zu sprechen, einstweilen will ich nur bemerken, dass zwar kein Fall ohne Fieber durch starkes Haematom ausgezeichnet war, dass aber mehrere fieberhafte Fälle absolut ohne Sugillationen und ohne Haematom verliefen, demnach das Blutextravasat nicht die Ursache des Fiebers sein konnte.

Ob die Grösse des Blutextravasates die Dauer der Heilung verlängern kann, wie Fall 8 zu zeigen scheint, ist eine Frage, welche ich nicht beantworten kann, da ich über zu wenig hierher gehöriges Material verfüge.

Auf die Dauer des Fiebers hat das Haematom keinen Einfluss, denn Fall 8 fieberte nur 4 Tage, während Fall 7 11 Tage, Fall 3 ohne Sugillationen und ohne Haematom 10 Tage, hingegen Fall 13 mit Haematom bis zur Kniekehle nur 2 Tage fieberhaften Verlaufes zeigte. Hiermit gerathe ich in Widerspruch mit *Bruns*, welcher in seiner *Lehre von den Knochenbrüchen* das Fieber abhängig macht von der Grösse des Blutextravasates und der Ausdehnung der Weichtheilverletzung. Dass die letztere bedeutenden Einfluss haben kann, zeigt besonders schön ein weiter unten in extenso angeführter Fall von traumatischer Verletzung des Armes.

Der Zusammenhang zwischen Fieber und **Callus** wird ebenfalls später zur Sprache kommen und zwar bei Besprechung des Verhältnisses zwischen Fieber und Heilungsdauer.

Betreffs der **Ernährung** ergiebt meine Aufstellung, dass von den 47 Fällen nur 8 Fälle betreffs der Constitution zu wünschen übrig lassen, es ist nämlich:

Fall 14: mässig kräftig.
     16: alt, stark abgemagert.
     17: schwächlich.
     19: anaemisch, schlecht genährt.
     32: nicht gut genährt.
     33: mässig kräftig.
     43: anaemisch, rachitisch.
     46: mässig kräftig.

Unter den nicht fiebernden findet sich relativ häufig Anaemie, Rachitis, Marasmus und zwar zusammen 27 mal, hieraus folgt, dass von den fiebernden 17,02 %, von den nicht fiebernden 24,32 %o in der Ernährung zurückstehen. Es ist demnach der Constitution ein wesentlicher Einfluss nicht zuzuschreiben, doch fiebern eher gesunde und kräftige Personen.

Hat es sich sonach herausgestellt, dass Alter und Constitution des Patienten nur bedingungsweise, Localität und Art des Bruches mässigen, Grösse des Blutextravasates aber nur unbedeutenden, vielleicht keinen Einfluss auf das Auftreten des Fiebers haben, so ändert sich dies wesentlich bei der folgenden Frage:

Steht das Fieber in irgend welchem Zusammenhange mit der Dauer der Consolidation?

Soweit mir die Literatur vorliegt, ist in dieser Hinsicht das Fieber nicht berücksichtigt worden oder es wird angenommen, dass ein Einfluss nicht stattfinde. Durch meine Untersuchungen komme ich zu einem wichtigen Resultate, nämlich:

Die mit Temperaturerhöhungen verlaufenden Fälle nicht complicirter subcutaner Fracturen zeigen durchschnittlich eine kürzere Heilungsdauer als die fieberlos verlaufenden Fälle.

Ich sehe mich wiederum genöthigt, zur Erläuterung auf die nicht febrilen Fälle zurückzugreifen. Da die Heilungszeit in den verschiedenen Altersklassen eine verschiedene ist, namentlich zwischen Kindheit und Mannesalter (*Conlon, Gritti*) so war es geboten, die Fracturen nach den Jahrzehnten einzutheilen. Ich benutze zunächst wiederum nur die Fälle nicht mit Fieber verlaufender Brüche, welche als „frisch" in den Krankengeschichten bezeichnet sind.

Zur Erklärung der folgenden Tabelle mögen einige kurze Bemerkungen hier Platz finden.

Die Zahlen links bedeuten das Alter des Patienten, die Zahlen rechts die Heilungsdauer in Tagen, sodass

z. B.   13—90

heisst, der 13jährige Patient brauchte 90 Tage bis zur Consolidation, d. h. dem Zeitpunkte, von dem an ihm zum ersten Male gestattet wurde, Gehversuche anzustellen, resp. Bewegungen mit dem als geheilt erklärten Gliede auszuführen. Die Zeitdauer bis zur Entlassung (vergleiche *Bruns*, deutsche Chirurgie, Liefer. 27, 1. Hälfte pg. 269) ist nicht berechnet. Die den Zahlen beigesetzten Abkürzungen bedeuten:

$$\begin{aligned}&\text{Sp.} = \text{Splitterbruch.}\\&\text{Obl.} = \text{Fractura obliqua.}\\&\text{V. oder m. V.} = \text{mit Verband entlassen.}\\&\dagger = \text{gestorben.}\\&\infty = \text{Ausgang in Pseudarthrose.}\end{aligned}$$

I. Brüche des Oberschenkelknochens.

A. Fälle ohne fieberhaften Verlauf.

−10	11−20	21−30	31−40	41−50	51−60	61−70	71−80
³/₄−50	13−90	24−60	32−62	43−74	54−53	69−17†	73−58
¹¹/₁₂−36	11−46	30−126 Sp	31−65	42Sp 158	57−87	62−113	
4½−57	15−102	26−62	33−56	50−42	52−68		
2−34	13−92		32Sp 148	41−59			
9−33	12−44		32V 37	43−85			
³/₄−41			35−52				
6−49							
⁵/₁₂−22 V							
10−40							
5−45							
42,8	74,8	61	58,75	65	69,3	?	?

B. Fälle mit Fieber.

6−33	16−40	28−52	38−49		55−60	62−90	75−72
7−32	15−45	28−56				62−67	
4½Obl. 46							
8−40							
10−36							
2−38							
3−34							
35,5	42,5	54	?		?	73,5	?

Die in den untersten Reihen befindlichen Zahlen bezeichnen die Durchschnittszahlen, soweit solche überhaupt zu berechnen sind.

Vergleichen wir in dieser, auf die Fracturen des Oberschenkels bezüglichen Tabelle die einzelnen Jahrzehnte, so finden wir zunächst, dass im ersten die meisten Brüche vorkommen. Das zweite, vierte und fünfte sind in Tabelle A annähernd gleich, ebenso das dritte und sechste. In Tabelle B hingegen sind das 2., 3. und 7. gleich mit je zwei Fällen und ebenso das 4., 6. und 8. mit je einem Falle.

Die durchschnittliche Heilungsdauer im ersten Jahrzehnt ist für A = 42.8, für B = 35.5, demnach haben die fieberhaft verlaufenden Fälle eine um durchschnittlich 7.3 Tage kürzere Zeit bis zur Consolidation nöthig.

Im zweiten Jahrzehnt finden wir für die fieberlosen Brüche aus 5 Fällen eine durchschnittliche Dauer von 74.8 Tagen, während die mit Fieber verlaufenden nur 42.5 Tage brauchten, es ergiebt sich also der bedeutende Vorsprung von 32.3 Tagen. Es wirken hier die drei mit 90—102 Tagen belasteten Fälle der Tabelle A natürlich zu schwer, doch konnte ich in der Krankengeschichte nichts finden, was einen Ausschluss gerechtfertigt hätte. Daneben sind die beiden andern Fälle entschieden auffallend günstig verlaufen, wie ein Vergleich mit den andern Alterklassen ergiebt.

Das dritte Jahrzehnt hat nur 3 Brüche aufzuweisen, von denen 2 in 60 resp. 62 Tagen, der dritte als Splitterbruch in 126 Tagen geheilt waren. Ihnen steht entgegen ein Fall mit 52 Tagen und ein zweiter, der durch eine fractura clavicula complicirt ist, mit 56 Tagen, es ist also auch hier die Heilungszeit kürzer. Selbst wenn der Complication durch Schlüsselbeinbruch keine Bedeutung zugeschrieben wird, ist der Durchschnitt um 7 Tage günstiger für B.

Im vierten Jahrzehnt ergiebt sich für A aus 4 Fällen ein Durchschnitt von 58,75 Tagen, ein Splitterbruch brauchte 148 Tage, es wurde eine gewöhnliche Querfractur mit Verband entlassen nach 37 Tagen. In Tabelle B finden wir nur einen einzigen fieberhaften Fall mit 49 Tagen, demnach resultirt ein Vortheil von 9,75 Tagen.

Dem fünften Jahrzehnt gehört kein Fall mit Fieber an.
Im nächsten stehen sich gegenüber 3 Brüche mit einem Durchschnitte von 69,3 Tagen in A und ein Fall mit 60 Tagen in B. Hieraus würde ein Vortheil von 9,3 Tagen hervorgehen, wobei allerdings ein Fall in A 7 Tage weniger brauchte als der fieberhafte. Letzterer aber zeigte nur einen Tag Fieber mit 38°,0 so dass die Differenz nicht so wesentlich ist.

Im siebenten Jahrzehnte sind unter den Brüchen der Tabelle A ein Fall, der nach 17 Tagen an Marasmus Exitus machte und ein zweiter mit der Heilungsdauer von 113 Tagen. Diesen steht entgegen ein Fall der Reihe B, der 90 Tage brauchte, wobei ein starkes Haematom in der Krankengeschichte verzeichnet ist und ein zweiter mit 67 Tagen, sodass sich hier nicht wohl ein Vergleich ziehen lässt.

Im letzten Jahrzehnt endlich scheint das Fieber die Heilungsdauer zu verlängern, denn nach 58 Tagen war der fieberlose Fall geheilt, während der andere 72 Tage brauchte. In diesem Falle aber war die Patientin stark abgemagert, die Callusbildung eine sehr geringe, ausserdem hatte der Verlauf eine ruptura ligam. patell. ergeben, welche erst am 43. Tage entdeckt wurde. Der Wortlaut der Krankengeschichte ist:

Verband entfernt, das Bein kann nur mit Mühe gehoben werden, da eine Ruptur des ligam. pat. besteht.

Demnach musste die Fractur damals schon weit in der Consolidation vorgeschritten, vielleicht geheilt sein. Der Fall ist also zweideutig.

Ich glaube nicht zu fehlen, wenn ich diesem Falle gegenüber den andern kein grosses Gewicht beilege, es werden ja immer Ausnahmen vorkommen und so kann auch einmal ein fieberhafter noch immer ungünstigere Bedingungen aufweisen als ein fieberfreier. Ohne bestimmte Zahlen angeben zu wollen, da dieselben erst durch grössere Beobachtungsreihen gewonnen werden können, möchte ich die Behauptung aufstellen:

Auf Grund des beigezogenen Materials kann man annehmen, dass die mit Fieber verlaufenden Fälle von Oberschenkelbrüchen eine wesentlich kürzere durchschnittliche Heilungsdauer haben als die fieberlosen.

Der Vollständigkeit halber führe ich hier die von mir für sämmtliche afebrilen Oberschenkelbrüche berechnete durchschnittliche Heilungsdauer an und erlaube ich mir, des leichtern Vergleiches wegen, alle drei Reihen neben einander zu stellen. Die ersten Zahlen sind die Durchschnittswerthe der fiebernden, die nächsten die der nicht fiebernden frischen und die letzten endlich die Durchschnittswerthe sämmtlicher nicht fiebernden Fälle, wobei natürlich überall die Querfracturen gemeint sind. Schrägbrüche und Comminutivfracturen wurden nicht berücksichtigt.

—10	11—20	21—30	31—40	41—50	51—60	61—70	71—80
35.5	42,5	54	49	—	60	78,5	72 ?
42,8	74,8	61	58,75	65	69,3	?	58
40	59.58	64	59	62	77	85	66

Betrachten wir in ähnlicher Weise an Hand der auf der Seite 31 folgenden Tabelle die Heilungsdauer für Unterschenkelbrüche, so ergiebt sich hier das Maximum für das fünfte Jahrzehnt. Hieran schliessen sich in A das vierte mit 7, das dritte mit 6, das sechste mit 6, das zweite mit 5 und das erste und siebente mit je einem Falle. In B finden wir im fünften Jahrzehnt 6 Fälle, im dritten und vierten 4, im zweiten 2, im sechsten und siebenten je einen Fall.

(Siehe Tabelle pag. 31.)

Im einzelnen ergiebt sich also:

Dem zweiten Jahrzehnt gehören an 5 fieberlose Fracturen mit einer Durchschnittszahl von 57,2 Tagen. Diesen stehen entgegen 2 Fracturen mit Fieber, von ihnen hatte die eine 32,

— 31 —

die andern 44 Tage nöthig. der Vorsprung ist also ein ganz bedeutender, im Minimum 13.2 Tage. im Durchschnitt 19.2 Tage.

Unterschenkelbrüche.
A. Ohne Fieber.

—10	11—20	21—30	31—40	41—50	51—60	61—70	71—80
7—25 m.V.	19—81	28 Sp. 145	38—41	43—52	54—63	61—83	
	19—60	25—49	40—80	43—73	51—70		
	20—44	28 Sp. 117	38—92	45—47	60—71		
	10½—51	30—50	40—36	47—45	59—52		
	14—50	22—68	38—50	45—∞	51—33V		
		26—71	34—42	50—70	55—37V		
			40—34V	47Sp.194			
				43 V. 52			
?	57,2	59,5	56,83	57,4	64	83	?

B. Mit Fieber.

	15—44	30—40	37 Obl.109	49—47	51 Sp. 75	64—46V
	13—32	27—39	34 Sp. 111	45 Sp.V.44		
		26—45	34 Sp. 76	46—43		
		23—46	37 Sp. 68	45—42		
				46 Obl. 61		
				46 Obl. 54		
?	38	42,5	?	44	?	?

Im dritten Jahrzehnt finden wir in A 2 Splitterbrüche mit 117 und 145 Tagen Heilungsdauer. die einfachen Fracturen weisen einen Durchschnitt von 59,5 Tagen auf. diesen gegenüber steht der Durchschnitt der fiebernden Fälle mit 42.5. es resultirt hieraus ein Vorsprung von 17 Tagen.

Im nächsten Jahrzehnt haben wir unter den fieberhaft verlaufenden Brüchen sämmtlich nur solche, welche nicht zum Vergleiche geeignet sind, nämlich drei mal Splitterbrüche mit einer Heilungsdauer von 111, 76, 68 Tagen und einen Schiefbruch, der zwar nach 43 Tagen consolidirt erschien, aber nach der Operation (Abtragung eines spitzen Knochenfragmentes) mit erhärtenden Verbänden weiter behandelt werden musste und erst nach 109 Tagen geheilt war. Derselbe betrifft zudem einen anaemischen, schlecht genährten Mann. Der Splitterbruch, der 111 Tage zur Consolidation brauchte, fieberte nur einen Tag und weist ein starkes Haematom auf. Es scheint auch hier wieder die Grösse des Blutextravasates die Heilungsdauer ungünstig beeinflusst zu haben. Immerhin ergiebt der Vergleich mit den nicht fiebernden Splitterbrüchen, dass die Heilungszeit kürzer ist, denn wir finden in Tabelle A drei Fälle mit 117, 145 und 194 Tagen.

Für das fünfte Jahrzehnt finden wir unter den fieberlosen einen Fall, der in Pseudarthrose ausging, ein anderer, ein Splitterbruch, brauchte 194 Tage, ein dritter (einfacher Querbruch) wurde nach 52 Tagen mit Verband entlassen. Die restirenden fünf Fälle haben eine durchschnittliche Heilungszeit von 57,4 Tagen. Von den 6 Fällen mit Fieber waren 2 Schiefbrüche mit einer Dauer von 54, resp. 61 Tagen, wo bei letzterem noch Potation angegeben ist, eine Comminutivfractur wurde nach 44 Tagen mit Verband entlassen. Die übrigen 3 Fälle haben eine durchschnittliche Heilungszeit von 44 Tagen, dieselbe ist demnach um 13,4 Tage kürzer als in A.

Ferner finden wir in der nächsten Rubrik in Tabelle A für 4 Fälle einen Durchschnitt von 64 Tagen, zwei weitere wurden nach 33, resp. 37 Tagen mit Verband entlassen. Unter der Tabelle B ist nur ein Splitterbruch mit 75 Tagen Heilung. Das nächste Jahrzehnt ergiebt ebenfalls kein Resultat, einer ohne Fieber verlaufenden Fractur mit 83 Tagen steht eine fiebernde gegenüber, die nach 46 Tagen mit Verband entlassen wurde und einen Potator betraf.

Also auch für die Brüche des Unterschenkels gilt das oben behauptete, dass die fiebernden Fälle sich durch raschere Consolidation auszeichnen. Ich stelle auch hier der Vollständigkeit wegen die Durchschnittszahlen neben einander, um so durch den Vergleich meine Behauptung zu stützen. Betreffs der Reihenfolge gilt das für die gleiche Tabelle bei den Oberschenkelbrüchen gesagte.

−10	11−20	21−30	31−40	41−50	51−60	61−70	71−80
—	38	42,5	—	44	—	—	—
—	57,2	59,5	56,83	57,4	64	—	—
—	52,6	59	60,6	57,8	59,3	66	—

Betreffs der weitern Fracturen wird das Material zu klein, um daraus Schlüsse ziehen zu können, indessen scheint auch hier der Verlauf meiner Behauptung günstig. Ich stelle daher zunächst die Fibulafracturen zusammen:

A. Fracturen ohne Fieber.

−10	11−20	21−30	31−40	41−50	51−60	61−70	71−80
	16−38 18 V. 26	21−42 27−32 28−38 22−40 26−31	33−32 33−31	41−28	54−55		
—	38	36,6	31,5	28	55	—	—

B. Mit Fieber.

	16−29	22−28	32−24	48−12?			

Aus dieser Tabelle ergiebt sich, dass im zweiten Jahrzehnt ein nicht fiebernder Bruch 38 Tage zur Heilung brauchte, während ein zweiter nach 26 Tagen mit Verband entlassen wurde. Der fiebernde hatte eine Heilungsdauer von 29 Tagen.

Im nächsten Jahrzehnt steht ein Fall der Tabelle B mit 28 Tagen dem Durchschnitte von 5 Fällen aus A mit 36,6 Tagen entgegen. Hier ist unter den nicht fiebernden kein einziger, der dem fieberhaften Falle gleich käme, es könnte demnach diese Rubrik als günstiges Beweismaterial verwendet werden. Endlich sind noch die Fälle des vierten Jahrzehnts vergleichbar und ergiebt sich, dass der Fall in B 7, resp. 8 Tage früher consolidirt war als die Fälle in A.

Also gilt meine Behauptung auch für diese Gruppe, soweit bei dem kleinen Material ein Vergleich gestattet ist.

In letzter Linie kämen endlich die Fracturen des Humerus und will ich hier einfach die beiden Tabellen nebeneinander stellen, einen Vergleich zu ziehen, kann ich nicht wagen, die Tabellen ergeben infolge der vielen nicht zur vollständigen Beobachtung gekommenen Fälle kein Resultat, ich wollte indessen keine Lücke lassen.

A. Ohne Fieber.

−10	11−20	21−30	31−40	41−50	51−60	61−70	71−80
3½ − 21V 2−34	20−4V. 16−7V.	24−46	33−57 33−7 V. 40−20V	45− ? 46−118	59−71		84−† Del. potat.

B. Mit Fieber.

1½−30 2½−25 4−11V	19−10V 17−32						

Dass ich den einen Fall von fractura olecrani und fractura tibiae nicht zum Vergleiche ziehe, bedarf wohl keiner Entschuldigung.

Wenn also, wie ich gezeigt zu haben glaube, die fieberhaft verlaufenden Fälle rascher consolidirt sind, so wird sich dies auch durch die **Callusbildung** zeigen müssen; denn im Allgemeinen kann man annehmen, dass da, wo eine bedeutende Callusbildung stattfindet, auch eine raschere Consolidation eintreten wird, während umgekehrt eine geringe Callusbildung mit einer Verzögerung der Consolidation Hand in Hand geht. Selbstverständlich sind hier stets die gleichen Brucharten gemeint, denn dass unter sonst gleichen günstigen Bedingungen bei Brüchen mit Dislocation die Callusbildung eine grössere ist, als bei fehlender Verschiebung der Fragmente und ebenso bei Comminutivfracturen beträchtlicher als bei einfachem Querbruche, musste in Berücksichtigung gezogen werden.

Wir finden nun aber, dass unter den 16 Oberschenkelbrüchen 5 mal nichts über Callusbildung mitgetheilt ist (2 Fälle betreffen fractura colli femoris). Von den übrigen 11 Fällen war die Callusbildung:

1 mal mässig (Schiefbruch!),
1 „ gering,
1 „ ziemlich gross,
1 „ sehr beträchtlich,
1 „ sehr gross,
2 „ mächtig,
2 „ bedeutend,
2 „ gross.

Es ist also unter dem Einflusse des Fiebers nur 1 mal die Callusbildung gering, hingegen 8 mal gross oder bedeutend, in 2 Fällen steht die Entwicklung des Callus in der Mitte mit mässig und mit ziemlich gross.

Dass aber das Fieber mit der Callusbildung wirklich im Zusammenhange steht, wird dadurch bewiesen, dass die Fälle mit bedeutendem Callus 4, resp. 3 Tage fieberten, ebenso hatten die mit grossem 10 resp. 7, mächtigem 7 resp. 9, sehr grossem 8, sehr beträchtlichem 7 Tage erhöhte Temperaturen, während der ziemlich grosse Callus nur 2, der mässige nur 1 Tag fieberte. Der Fall mit geringem Callus allerdings, der jene alte, abgemagerte Frau betrifft, fieberte volle 17 Tage.

Wie verhalten sich in dieser Hinsicht die Unterschenkelbrüche?

Von 18 Fällen ist 6 mal nichts angegeben, die 12 andern Fälle weisen auf:

3 mal grossen Callus,
2 „ bedeutenden.
1 „ deutlichen.
2 „ mächtigen.
1 „ tüchtigen.
1 „ ziemlich grossen.
1 „ mässigen.
1 „ fast keinen.

Der grosse Callus betrifft zwei Comminutivfracturen und einen Schrägbruch, welche 4. resp. 3. resp. 5 Tage fieberten. der bedeutende betrifft 2 Querbrüche mit einer Fieberdauer von 4, resp. 5 Tagen. der deutliche einen Querbruch mit 4 Tagen Dauer. der mächtige 2 Querbrüche mit je 6 Tagen Fieber. Fast kein Callus fand sich bei einer Schrägfractur mit nur einem Tag Fieber, ein mässiger bei einem Querbruche trotz 4 Tagen Fieber, ein tüchtiger bei einem Querbruche und 6 Tagen und endlich der ziemlich grosse bei einem Splitterbruche mit 4 Tagen Fieber. Also auch hier findet sich die Callusbildung in engem Zusammenhange mit der Dauer des Fiebers, nur ein Fall macht eine Ausnahme. Ein einfacher Querbruch fiebert 4 Tage und hat nur einen mässigen Callus (cf. Fall 21); diesen Bruch aber erlitt ein Mann, von dem die Krankengeschichte sagt, dass er ein Potator strenuus sei.

Wie schwer nun die **Complication durch Potation** ist, zeigen die schweren Collapse so vieler chirurgischer und interner Erkrankungen, ich erinnere nur an die vielen unglücklichen Ausgänge einer sonst nur selten tödtlichen Erkrankung, der fibrinösen Pneumonie und an die traurigen Fälle, wo eine einfache Unter- oder Oberschenkelfractur durch Ausbruch des Delirium potatorum traumaticum verloren ging.

Für unsere Fälle finde ich, dass unter Einfluss der Potation die Heilungsdauer eine längere wird. So zeigt Fall 25 einen Potator, der 2 Tage fieberte und nach 46 Tagen mit

Verband entlassen wurde. Fall 29 betrifft einen Potator, dessen Schrägbruch in 61 Tagen consolidirt war.

An Hand der Oberarm- und der Fibulabrüche den Zusammenhang zwischen Callusbildung und Fieber nachzuweisen, war mir aus dem Grunde nicht möglich, weil entweder die Patienten zu früh entlassen wurden oder die Krankengeschichte keine Notiz über die Callusbildung enthielt.

Bisher wurden nur die Fälle subcutaner Fracturen berücksichtigt, welche ohne Complication verliefen, es bleibt uns demnach noch die Betrachtung der Fälle übrig, welche zufällige Complicationen aufweisen und die, welche durch die Fractur selbst Verletzungen setzten, welche eine Aenderung des normalen Verlaufes bedingten. Der bessern Uebersicht wegen lasse ich auch jetzt noch alle Fälle unbeachtet, welche die Rumpfknochen betreffen, um diese später gleichfalls im Zusammenhange besprechen zu können.

Wenden wir uns jetzt zu den mit **zufälligen Complicationen** behafteten Brüchen der langen Extremitätenknochen, so finden wir 7 Fälle von Bruch des Oberschenkels und 1 Fall von Bruch des Oberarms.

Der erste Fall, in fortlaufender Nummer also 48, betrifft einen 62jährigen Mann, der aus einer Höhe von etwa 38 Fuss herabstürzte, eine fractura femoris sin. erlitt und am nächsten Morgen zur Aufnahme kam. Er ist klein, gracil gebaut, schlecht genährt, das obere Fragment ist nach oben dislocirt, steht unter der Haut deutlich sichtbar spitz hervor.

Patient erhält einen Extensionsverband. Er fiebert die erste Zeit zwischen 38 und 38,6 (Curve XLI), ist unsauber, hat Hallucinationen, die Heilung geht sehr langsam vor sich, nach 75 Tagen scheint der Bruch consolidirt. Patient kann aber wegen grossem Decubitus nicht entlassen werden, die Ernährung bleibt dauernd schlecht. Nach dem ersten Versuche aufzustehen wird Patient elend, collabirt und stirbt. Die Section ergiebt als

Todesursache einen Volvulus intestini, ausserdem aber ein Carcinoma cardiae, das bei Lebzeiten nicht diagnosticirt wurde. Dass trotz des Fiebers in diesem Falle keine raschere Consolidation eintrat, ist wohl auf Rechnung des Carcinoms zu setzen.

Fall 49. 74 jährige Frau. abgemagert, kommt nach 3 Tagen ohne Verband mit einer fract. colli femor. sin. zur Aufnahme. Extensionsverband. Die ersten 23 Tage ohne Fieber, dann tritt am 24. eine hypostatische Pneumonie L. H. U. auf, welche 5 Tage Fieber verursachte (Curve XLII). Patientin wird nach 73 Tagen ungeheilt entlassen. Dieser Fall verlief also, soweit die Fractur in Frage kommt, fieberlos und es trat keine Consolidation ein.

Fall 50. 71 jähriger Mann, decrepides Individuum mit stark reducirtem Fettpolster, starkem arcus senilis corneae. Fract. colli. femor. d.; 5 Tage alt. Uebelriechendes Geschwür mit callösen Rändern über dem Malleol. int. d. Eben solche Geschwüre am linken Unterschenkel. Emphysem. Bronchitis, Atherom der peripheren Gefässe. Retentio urinae. Extension. Jodoformverband für die Ulcera. Fast constant erhöhte Abendtemperaturen (Curve XLIII). Am zwölften Tage hypostatische Pneumonie, von da ab Verfall der Kräfte, nach weitern 53 Tagen Exitus. Sectionsergebniss: Atherom der Hirngefässe, Pneumonie des rechten Unterlappens. Thrombose der rechten Art. pulm. 1. Abzweig. Cystitis. Atrophie der Nieren, schiefrige Induration der rechten Lungenspitze. Ich glaube nicht fehl zu gehen, wenn ich das Fieber nicht mit der Fractur in Zusammenhang bringe, sondern von der Bronchitis und Cystitis abhängig mache.

Fall 51. 7 Monate alter Knabe, erlitt durch Einklemmung des Beines zwischen Bank und Ofen eine fract. femor. d. Gut entwickelt, blühend aussehend. Verticale Extension. Erst am sechsten Tage tritt Fieber ein (Curve XLIV), das am neunten Tage 40° erreicht. Typisches Masernexanthem. Nach 48 Tagen geheilt entlassen.

Also auch hier wieder ein Fall von Oberschenkelbruch, der ein Kind im ersten Lebensjahre betrifft und fieberlos verläuft, denn dass das Fieber mit den Masern im Zusammenhang steht, ist nicht zu bezweifeln.

Fall 52. 6 Monate altes Mädchen vor 3 Tagen aus dem Bett gefallen. Sehr anaemisch, rachitisch. Fract. femor. d. Verticale Extension. Am zweiten Tage Ausbruch von Scarlatina, sofortige Entlassung. Nach 32 Tagen wieder aufgenommen. nach 56 Tagen ungeheilt entlassen.

Fall 53. 11 Monate altes Kind, Mädchen, vom Bruder fallen gelassen, fract. femor. d. Gut genährt. Verticale Extension. Am elften Tage infolge Angina Temperatursteigerung (Curve XLV), sonst fieberlos. Nach 63 Tagen bei unvollendeter Consolidation entlassen.

Für diese beiden Fälle gilt das bei Fall 51 bemerkte, ausserdem zeichnen sich beide durch sehr langsame Consolidation aus, denn beide mussten ungeheilt entlassen werden, trotzdem 56, resp. 63 Tage seit dem Unfalle verflossen waren.

Fall 54. 56 jähriger, gealtert erscheinender Mann, verunglückte vor 5 Tagen. Fract. femor. d. Husten, Dyspnoe, Emphysem, Bronchitis. Extensionsverband. Anfangs bei Klagen über Athembeschwerden Stechen auf der Brust, Fieber (Curve XLVI). Es wird ein Senegainfus. mit liqu. Ammon. anis. gegeben. Heilung innerhalb 71 Tagen.

In diesem Falle ist das Fieber in der ersten Zeit wie im Fall 50 mit der Erkrankung der Luftwege in Verbindung zu bringen und nicht auf Rechnung der Fractur zu setzen.

Der letzte *Fall 55* endlich betrifft eine 61 jährige Potatrix, welche 8 Tage nach einem im Rausche erfolgten Sturze in elendem Zustande, nach ärztlichem Zeugnisse moribund, zur Aufnahme kam. Der Status ergab: Kräftig gebaute, schlecht genährte Person. Gesicht gedunsen, icterisch. Cyanose der Lippen, Zunge trocken, Sprache coupirt. Dicht unterhalb des Schultergelenkes Crepitation. Ausgedehnte Sugillationen an

Arm, Brust, Rücken. Temperatur 38°,6, Puls 110, elend. Der Arm wird auf ein Kissen gelagert, grosse Alcoholgaben. Abends Temperatur 40°,2, nächsten Morgen 38°,9. Zunehmende Cyanose. Exitus. Die Section ergab: Fract. coll. hum. d., fract. costar. multipl., Pneumonia fibrinosa, Pleuritis, Cystitis, Alcohol. chronic.

Diesem Falle brauche ich nichts hinzuzufügen, er kann meine Behauptung weder stützen noch abschwächen. Es ergiebt also diese Gruppe nichts, was mir widerspräche, wohl aber findet sich verschiedenes, was zu meinen Gunsten spricht. So sehen wir auch hier, dass Kinder unter einem Jahre bei einer Fractur nicht fiebern und dass die fieberlosen Fälle eine längere Heilungsdauer haben, als die mit Fieber verlaufenden.

Aus der letzten Gruppe können an dieser Stelle nur 3 Fälle zur Besprechung kommen, da die andern sämmtlich Rippenfracturen sind.

Fall 56. 23 jähriger, kräftig gebauter Mann, kommt sofort nach dem Unfalle zur Aufnahme. Fract. femor. sin. Fracturlinie handbreit über der Patella. Dislocation des obern Fragmentes nach aussen, deutlich fluctuirendes, ausgedehntes Haematom der Aussenseite des Oberschenkels. Extensionsverband. 9 Tage Fieber (Curve XLVII). Am fünften Abende plötzlich hohe Temperatur, Frost. Patient wird soporös, anaemisch, wachsgelb, Respiration beschleunigt, hohe Dyspnoe.

Ordination: Aetherinjectionen, Abends Morphium. Am nächsten Tage erscheint Patient apathisch, beidseitige Parese der Extensoren der Finger. Anaemie geringer. Am achten Tage des Spitalaufenthaltes hat sich Patient wesentlich erholt, am zehnten tritt leichter Icterus auf, der am zwölften wieder verschwindet. Die Parese dauert ziemlich lange, es tritt ganz allmählich Heilung ein. Die Heilungsdauer der Fractur beträgt 106 Tage, Patient bleibt aber wegen Decubitus und steifem Kniegelenk noch 42 Tage in Behandlung.

Dieser Fall fiebert demnach zuerst infolge der Fractur, die bedrohliche Situation des Patienten ist augenscheinlich Folge einer Fettembolie, für die durch die Localität der Fractur, die Grösse des Blutextravasates und durch die bei Beseitigung der Dislocation nöthige Läsion der Bruchflächen günstige Gelegenheit gegeben war. Dass die Heilungsdauer eine so ungewöhnlich lange war, setze ich auf Rechnung des grossen Haematoms und der Embolie.

Fall 57. 28jähriger Mann, 3 Stock hoch herabgefallen, blutet stark aus dem Munde, sofortiger Transport mittelst Bahre. Gut genährt, gross. Linke Wange stark oedematös, leichter Trismus. Blutung stammt aus zerrissener Schleimhaut. Druck auf den linken, aufsteigenden Ast des Unterkiefers intensiv schmerzhaft, deutliche Crepitation. Dyspnoe. Rasseln bei Exspiration. Herzdämpfung nach rechts verschoben. Von der dritten Rippe an links Tympanie, Stimmfremitus aufgehoben. Linke Lunge oben Compressionsathmen. Bei Druck auf die vierte bis sechste Rippe Crepitation. Urin normal. Linke Fibula oberhalb des Malleol. fracturirt. Der Unterkiefer wird durch eine Funda gestützt. Ausspülen mit Kali chloricum. Eisblase auf die Brust. Gypsverband bis zum Knie. Vom zweiten Tage an 6 Tage Fieber (Curve XLVIII).

Der Heilungsverlauf ist äusserst günstig, die Wunde der Schleimhaut ist sehr bald vernarbt, der Pneumothorax geht ebenfalls rasch zurück, die Unterkieferfractur heilt ohne Dislocation. Patient wird nach 61 Tagen geheilt entlassen.

Ob das Fieber allein Folge der multiplen Fracturen oder auch unter dem Einflusse des Pneumothorax entstanden war, ist eine Frage, welche ich nicht sicher beantworten möchte, doch glaube ich, dass bei der starken Dyspnoe und der Verlagerung des Herzens dem traumatischen Pneumothorax ein Antheil am Fieber zugeschrieben werden darf, jedenfalls ist der Verlauf durch diese Complication verzögert worden.

Fall 58. 54 jähriger Mann, verschüttet durch einen stürzenden Erdhaufen. Klein, anaemisch, sehr cyanotisch. Respiration beschleunigt, keuchend. Gesichtsfarbe livid, hochgradige Dyspnoe. Foetor ex ore. Ausgedehnte Sugillationen und starke Schwellung der linken Schulter. Palpation ergiebt fract. clavic. in der Mitte. Patient hat intensiven Hustenreiz. Besinnungslos, nur geringe Reaction auf lautes Anrufen. Linkes Bein in der Gegend des Kniegelenks geschwollen. Gelenk aufgetrieben. Haemarthros, wahrscheinlich Gelenkfractur. Querfractur der Patella. Temperatur 40°. Respiration 40—45. Urinproben unmöglich, da incontinentia urinae et alvi besteht. Morph. Ruhelage. Am nächsten Tage Patient apathisch, Nahrungsverweigerung. Temperatur Morgens 39°,6. Puls 124. Respiration 36. Status pessimus. Abends 40°. Puls 132. Respiration 40, am nächsten Morgen Exitus. Die Section ergiebt

fract. condyl. ext. femor. sin..
 - patellae. sin. transvers..
 - clavic. sin. et costar. II—IV sin.

Haemopneumothorax. Fettembolie.

Die kurze Zeit der Beobachtung und die multiplen Verletzungen lassen eine genaue Unterscheidung der Ursachen für das Fieber nicht zu, sicherlich wären die vielfachen Fracturen allein ausreichend, die hohe Temperatur zu erklären; dass die durch die Section festgestellten Complicationen der Fettembolie und des Haemopneumothorax aber gleichfalls allein das Fieber verursachen könnten, ist augenscheinlich. Dieser Fall kann also auch nicht benutzt werden, da er zweideutig ist.

Diese Gruppe ergiebt sonach nichts, was mit Sicherheit für oder gegen meine Behauptung spräche.

Es bleiben uns jetzt noch 3 Fälle übrig, welche sich durch besondern, von der Norm weit abweichenden Verlauf auszeichnen. Ich lasse dieselben in möglichst abgekürztem Auszuge folgen, war indessen stets bedacht, nur Unwesentliches wegzulassen.

Fall 59. 24 jähriger Mann. 2 Stock hoch herabgefallen, besinnungslos, sofort in's Spital, blieb besinnungslos bis zum nächsten Morgen. Transport per Bahre. Sehr kräftig, muskulös. Am Halse rechts eine 3 cm. lange Wunde, aus einem Abscesse entstanden, der vor 3 Wochen durchgebrochen. Am linken Arme Gegend der Radiusepiphyse sehr schmerzhaft, ziemliche Schwellung, keine typische Dislocation. Rechter Arm wie gelähmt. Patient kann ihn nicht heben. Kraft der Hand gering, Bewegungen der Finger möglich. Linker Oberschenkel stark geschwollen. Femur an Grenze des mittleren und untern Drittels fracturirt. Fluctuation in Folge Haematoms der Fracturgegend. Haut intact, nicht geröthet. Innere Organe normal. Diagnose: Commotio cerebri, vuln. contus. colli, fract. aut fissur. epiph. radii sin., fract. femor. sin., Paralys. brachii d. ex. contus. Therapie: Gypsverband des Armes. Extension des Oberschenkels. Jodoformverband der Halswunde (Curve XLIX).

Die Wundränder werden incidirt, damit das Secret ablaufen kann. Dauernd Fieber.

19. IV. Wunde am Hals gut, erklärt Fieber nicht, vielleicht Resorptionsfieber vom Haematom her? Befund am Arm unverändert, es scheint mehr als Quetschung des plex. axill. vorzuliegen.

23. IV. Immer noch Fieber. Halswunde unverändert.

28. IV. Wundränder gereinigt. In der Tiefe einige nekrotische Fetzen, kein Fieber mehr.

12. V. Heilung der Halswunde macht keine Fortschritte, überall unterminirtes Gewebe. Aetzung mit Höllenstein.

14. V. An Fracturstelle Röthung und Schwellung, hohes Fieber, es scheint Vereiterung des Haematoms eingetreten zu sein. Eisbeutel. Am Halse dringt Sonde in verkästes Gewebe.

21. V. Fieber bis 40°. Incision. Viel Eiter, nirgends nackter Knochen. Jodoformverband.
26. V. Rechter Arm total gelähmt, stark atrophisch. Prüfung mit dem faradischen Strome zeigt herabgesetzte Erregbarkeit. Entsprechend den Grenzen des Deltoides Anaesthesie selbst gegen tiefste Nadelstiche. Patient seit Incision fieberlos.
4. VI. Muskelparalyse unverändert. Besserung hinsichtlich der Sensibilität.
11. VI. Fractur bei Untersuchung erscheint fest, doch kann die Extremität noch nicht gehoben werden.
16. VI. Incisionswunde wird mit Borsalbe verbunden. Granulation sehr schwammig. Der Käseherd am Halse unverändert.
22. VI. Bein kann gehoben werden. Granulation der Wunde immer schlechter, energische Aetzung mit lap. inf.
28. VI. Contractur des M. pectoral. Sensibilität und Mobil. des Armes unverändert.
29. VI. In Chloroformnarcose wird die Halswunde durch Incision verlängert, die käsigen Parthien werden mit dem scharfen Löffel entfernt und ein Jodoformgazeverband angelegt.
7. VII. Abscesswunde am Oberschenkel geheilt. Halswunde ziemlich rein. Lähmungsverhältnisse unverändert.
20. VII. Die Wunde beginnt sich zu verkleinern. Borsalbeverband.
9. VIII. Entlassung. Halswunde fast geschlossen, vollständige Paralyse des M. deltoides und biceps. Stärkere Ströme werden jedoch regelmässig empfunden, so dass die Faradisation theilweise Erfolg hatte.

Diese Krankengeschichte bietet manches Beachtenswerthe. So ist die Lähmung des N. axillaris und des Bicepsastes vom N. perforans Gasseri von Interesse. Soll man eine centrale Lähmung annehmen und dieselbe mit der 18 stündigen Bewusstlosigkeit verbinden, sodass vielleicht eine partielle Vernichtung der Rindensubstanz Folge des Sturzes war, oder dass eine Gefässruptur stattgefunden hatte? Ich glaube, hierfür ist wenig Wahrscheinlichkeit vorhanden, denn die Abnahme der faradischen Erregbarkeit deutet auf periphere Lähmung. Soll man die Lähmung entstanden denken durch Zerreissung der betreffenden Nerven oder durch Eindringen von Kies durch die tiefe Wunde des Halses? Man könnte auch noch eine hochgradige Quetschung annehmen, welche für die Nerven mit Ausnahme einiger sensiblen Fasern eine Aufhebung der Leistungsfähigkeit bedingt hätte.

Die Vereiterung des subcutanen Haematoms dürfte wohl in Zusammenhang stehen mit der käsigen Entartung der Lymphdrüsen des Halses, wenigstens ist von hier aus Gelegenheit genug geboten, auch spricht der weitere Verlauf, die schlechte Granulationsbildung für eine allgemeine Constitutionsanomalie.

Die Heilungsdauer für die Fractur beträgt 57, resp. 68 Tage, je nachdem man den Untersuchungsbefund oder die erfolgte Hebung als Grenze annimmt. Dieselbe ist in Anbetracht der ungünstigen Bedingungen eine kurze zu nennen.

Das Fieber im Anfange ist nach der Krankengeschichte nicht durch die Hautwunde des Halses erklärt, ist es verursacht durch die Fractur oder Ausdruck bereits beginnender Vereiterung?

Letzteres ist sicher auszuschliessen, denn es sind 13 Tage absolut fieberfrei, ehe durch Abscessbildung an Stelle des Haematoms bedingte Temperaturerhöhung eintritt. Indessen möchte ich meinestheils die Fractur nur wenig beschuldigen. Die Callusbildung muss entschieden gering gewesen sein, sonst hätte sie der Untersuchung nicht entgehen können, namentlich da durch die Wunde selbst stets die Aufmerksamkeit auf die Fracturgegend gelenkt war. Ich glaube doch, dass die ausgedehnte Wunde der Halsgegend mit ihren nekrotischen Parthien mit Antheil am Fieber hat, ausserdem kommt noch die Nachwirkung des Sturzes auf das Hirn in Frage.

ebenso der locale Process an den verletzten Nerven. Die zweite Temperatursteigerung hängt sicher ab von der Vereiterung.

An diese Oberschenkelfractur schliesst sich eine gleichfalls beachtenswerthe Unterschenkelfractur an.

Fall 60. Curve L. 28jähriger Mann, kommt 2 Stunden nach dem Unfall in's Spital. Kräftig, wohlgenährt. Struma. Keine Athembeschwerden. Rechte Lunge weniger ergiebiges Athmen, leichte relative Dämpfung über der rechten fossa infraclavic. II. Pulmonalton nicht verstärkt. Langes scharfes Inspirium, Exspirium nicht deutlich vesiculär. Keine Rhonchi. Linker Unterschenkel stark geschwollen, pralle, nicht fluctuirende Geschwulst, keine Sugillation. Fracturlinie quer. Gypsverband und Extension.

29. Dec. Fuss geschwollen. Schmerz an Bruchstelle. Allgemeines Unwohlsein. Fieber, Kreuzschmerzen.

31. XII. Leibweh. Keine Kreuzschmerzen mehr.

4. I. Blutstreifen im Sputum. Milzvergrösserung. Abdomen aufgetrieben. Defaecation regelmässig. Lungenbefund unverändert.

5. I. Milzschwellung abnehmend. Lungenbefund negativ, Bruchstelle freigelegt, nichts abnormes. Vereinzelte blutige Sputa.

6. I. Dicke zähe, blutig eitrige Sputa. H. U. R. Knistern, leichte Dämpfung, Puls gut. Excitantien.

8. I. Fieber dauert fort. Sputa immer blutig. Von der Mitte der R. scapula beginnt Dämpfung, die nach unten stärker wird, über derselben feines Knisterrasseln. Stimmfremitus verstärkt.

10. I. Immer noch blutige Sputa. Obstipation. Verbandwechsel. Bruch ganz mobil, keine Sugillationen.

14. I. Während der letzten 2 Tage Apyrexie.

17. I. Fieber wieder eingetreten. Patient klagt über starkes Stechen rechts. H. U. R. Dämpfung, abgeschwächtes Athmen, klingende Rhonchi, kein Sputum. Grosser Milztumor.

21. I. Patient klagt immer über Seitenstechen. Bedeutender Milztumor. Patient schwach. Ordination: Chinin. Salicyl. Leichte Haemoptoe.

23. I. Sehr hohes Fieber, keine Haemoptoe mehr, bronchiales Athmen R. H. U. Spärliche Rhonchi L. H. U. Decoct. Chinae.

25. I. Temperatur bis 41°. Patient sehr schwach. Milz immer vergrössert. Sensor. frei. Klystier. Decoct. Chinae. 12,0/150,0. Spir. aether. 5,0. Syr. spl. 30,0.

27. I. Fieber hat plötzlich nachgelassen.

10. II. Verbandwechsel. Federn des Bruches. Neuer Verband.

13. II. Auf Wunsch entlassen.

Das Krankheitsbild, welches hier geboten ist, hat eine Eigenthümlichkeit. Patient erkrankt zuerst an einer Pneumonie, wie die Krankengeschichte angiebt, aber diese Pneumonie verläuft mit Milztumor. Dann ist Patient mehrere Tage relativ gesund, um wieder unter ähnlichen Erscheinungen mit sehr hohen Temperaturen und mächtiger Milzschwellung zu erkranken. Die catarrhalische Lungenentzündung zeigt einen ungewöhnlich kritischen Temperaturabfall, die Temperaturcurve überhaupt entspricht nicht dem gewöhnlichen Bilde. Niemals erfolgt ein Frost. Aus der Anamnese ergiebt sich nur, dass Patient im verflossenen Jahre eine catarrhalische Pneumonie durchgemacht hat, eine Malariainfection ist nie erfolgt, sodass ein chronischer Milztumor nicht angenommen werden kann. Ein septischer Process ist gleichfalls nicht vorhanden, an Typhus ist nicht zu denken, kurz, für den Milztumor lässt sich keine Ursache ausfindig machen. Die Heilungsdauer ist eine lange, Patient wird nach 48 Tagen mit federndem Bruch entlassen, bei der schweren Erkrankung aber ist das Resultat immerhin ein schönes.

Der letzte Fall endlich betrifft eine fractura radii.

Fall 61. Curve LI. 18 jähriger Jüngling kommt mit dem linken Arm zwischen eine Stahl- und eine Holzwalze, die sich in einer Distanz von 1½ cm. einander gegenüberstehen. Der Arm wurde erst frei, als er bis zur Mitte des Vorderarms zwischen den Walzen war und diese aus ihrem Lager sprengte. Patient kommt sofort in's Spital. Die Hand ist kalt, blau verfärbt, die Finger sind beweglich, heftige Schmerzen in der Hand. Die Art. radialis pulsirt. Patient wird sofort provisorisch verbunden und am Abend nach Rücksprache mit den Eltern aufgenommen. Gut genährt, blühend, kräftiger Körperbau. Linke Hand bedeutend geschwollen, Haut bretthart, prall gespannt. Auf dem Dorsum manus mehrere Blasen mit bläulichem Inhalte. Bewegungen infolge der enormen Schwellung unmöglich. Bewegungen im Handgelenk schmerzlos. Radiusfractur im untern Drittel. Gefühl überall erhalten. Carbolumschläge. (29. II.)

1. III. Hand bedeckt mit grossen Blasen, ebenso der Arm. Infolge der Spannung unerträgliche Schmerzen. Incision, wobei der Blaseninhalt im Bogen spritzt. Der Grund der Blase stets bedeckt mit Blutgerinnseln. Jodoformverband.

6. III. Haut in grosser Ausdehnung gangränös. Hand und Finger ohne Gefühl. Jodoformverband.

8. III. Zunahme der Gangrän. Sensibilität bis zum Handgelenk erhalten, Hand selbst absolut unempfindlich, heftige Schmerzen bis zum Ellenbogen.

16. III. Secretion nimmt ab, immer starke Schmerzen.

20. III. Gesunde Granulationen. Sensibilität zum Theil wieder vorhanden. Hand kann erhalten werden.

29. III. Arm eine granulirende Fläche. Erscheinungen der Jodoformintoxication, nur noch Carbolverband.

15. IV. Benarbung geht rasch von Statten. Borsalbeverband.

5. V. Exarticulation des Mittelfingers, der total gan-

gränös geworden, vom Daumen hat sich das Nagelglied abgestossen.

13. V. Der vorstehende Knochen des Daumens wird mit der Knochenscheere abgetragen. Jodoformverband.

19. V. Benarbung fast vollständig.

23. V. Patient wird entlassen zur poliklinischen Weiterbehandlung. Bewegungen im Handgelenk sind noch sehr unvollkommen.

Wir haben es hier mit einer sehr schweren Verletzung des Armes zu thun, die Zermalmung durch die Walzen war so hochgradig, dass Anfangs eine Erhaltung des Vorderarms unmöglich schien. Doch Dank der Resistenzfähigkeit des Patienten und seiner Constitution beschränkte sich die Gangrän auf zwei Finger. Trotz der bedeutenden Verletzung fieberte Patient nur wenig. Die Temperatur erreichte ein einziges Mal 39°2, vom dritten Tage an fiebert Patient überhaupt nur 8 Tage. Dass das Fieber weniger der Fractur, als vielmehr der Weichtheilverletzung zuzuschreiben ist, erscheint selbstverständlich. Bemerkenswerth ist noch, dass Patient, abgesehen von den heftigen Schmerzen, die leicht erklärlich, sich vollständig wohl befand. Sein Appetit war nicht gestört und wollte Patient seine Verletzung stets für leicht nehmen, wie auch seine Eltern nur langsam zu der Ueberzeugung kamen, dass leicht der Arm bis zum Ellbogen verloren gehen konnte. Die Erscheinungen der Jodoformintoxication endlich bestanden in unangenehmem, oft süsslichem Geschmack im Munde, in leichten Kopfschmerzen und in lebhaften Träumen. Das Jodoform wurde sofort ausgesetzt und in Folge dessen waren die Erscheinungen bald vorüber.

Hiermit wäre mein Material, soweit es sich auf Fracturen der langen Extremitätenknochen bezieht, erschöpft. Wir haben als Resultat ein durch die Fractur selbst bedingtes Fieber sicher nachgewiesen, dasselbe relativ häufig, in etwa 30 Procent gefunden und seine Beziehungen zu Alter, Geschlecht, Consti-

4

tution etc. besprochen, es bleibt demnach nur noch eine Frage unbeantwortet:

Wie ist das Fieber zu erklären?

Die Ansichten über die Entstehung des Wundfiebers haben vielfach gewechselt. Die ersten eingehenden Arbeiten hierüber finden sich bei *Billroth* [1]), der durch eine grosse Reihe von Versuchen sich Aufklärung und Gewissheit zu verschaffen suchte. Freilich wurden die Beobachtungen subcutaner Fracturen vernachlässigt, da „bei ihnen nur selten Fieber vorkam". *Billroth* machte das Fieber abhängig von der Zersetzung organischer Stoffe und Infection des Körpers mit den Zersetzungsproducten. Diese pyrogenen Stoffe sollen organischer Natur sein, können in oder auf der Wunde erzeugt und auf dieselbe übertragen werden. Allein es können auch unter Abschluss der äussern Luft Selbstinfectionen auftreten.

„In zwei Fällen gingen Patienten an Infectionsfiebern zu Grunde, ohne dass die Entzündungsherde je mit der Luft communicirt hätten (Luxation des Femurkopfes mit multipler Beckenfractur und subcutane Fractur des Oberschenkels)."

In einem dritten Falle (Schulterluxation):

„hatte die so überaus selten subcutan eintretende, spontane Zersetzung des Blutextravasates den Kranken schon tödtlich inficirt, bevor die Jauchehöhle eröffnet wurde."

Seine Arbeiten schliesst *Billroth* ab mit der Bemerkung, dass am meisten Wahrscheinlichkeit diejenige Hypothese habe, nach welcher aus dem Entzündungsherde Stoffe in's Blut treten, welche von dort aus das Fieber, wahrscheinlich unter Vermittelung des Nervensystems erzeugen.

---

[1]) Langenbecks Archiv für klin. Chirurg. Bd. II, IV, VI, IX, XIII.

Gleichzeitig mit *Billroth*, aber vollständig unabhängig von ihm beschäftigte *Weber* ¹) in Bonn sich mit dem Studium über Pyaemie, Septicaemie und Fieber. Seine Resultate, soweit sie auf unsere Fälle sich beziehen können, sind:

Die Temperatursteigerung ist nicht auf die Verletzung an sich, sondern auf die Resorption der eingebrachten, eventuell gebildeten Stoffe zu beziehen. Hochgradig Fieber erregend wirkt frischer Eiter. Auch das Blut bei einfachen, nicht eiternden, besonders traumatischen Entzündungen erregte, in das Blut anderer Thiere eingespritzt, eine rasch hervortretende, fieberhafte Temperaturerhöhung. Enthält das Blut reichliche Producte des entzündlichen Zerfalls der Gewebe, so besitzt es pyrogene Eigenschaften.

Die Ansicht von *Klebs* ²), dass das Fieber bedingt werde durch Mikroorganismen, kann für unsere Fälle nicht in Betracht kommen, da eine Gelegenheit zur Infection bei subcutanen Fracturen ja nicht gegeben ist.

Liebermeister ³) widerlegt die Ansicht *Zimmermann's* ⁴), dass das Fieber nur Folge sein soll der localen Vermehrung der Wärmeproduction in einem entzündeten Theile, wie z. B. ein Ofen ein Zimmer heize. *Liebermeister* erklärt, dass die 2 Fälle, welche *Zimmermann* anführe zur Bekräftigung seiner Angaben, zu wenig seien, namentlich da in Wirklichkeit auch bei localen Entzündungen, z. B. Erysipel, die Temperatur des Rectums höher sei, als am Orte der Affection. *Liebermeister* anerkennt die Resultate *Billroth's* und *Weber's*, indem er sagt:

„Es sind diese Versuche von zahlreichen, sorgfältigen Beobachtern wiederholt worden und sowohl die Thatsachen als

---
¹) Deutsche Klinik 1864 und 1865.
²) Correspondenzblatt f. Schweiz. Aerzte 1871.
³) Liebermeister, Fieberlehre.
    Prager Vierteljahrsschrift Bd. 85. 1865.
⁴) Deutsche Klinik 1862 und 1863.

auch die aus denselben abgeleiteten Folgerungen wurden in den wesentlichsten Punkten vollständig bestätigt."

Er schreibt aber auch der contagiösen Auffassung, wie sie von *Klebs*, *Socin*, *Hueter* vertreten wurde, grosse Bedeutung zu. Die beiden Fiebergruppen, welche er aufstellt, das symptomatische und das selbstständige Fieber, werden dadurch einander genähert, bei den ersten entwickelt sich der Krankheitserreger zunächst in einer einzelnen Localität, in einem Entzündungsherd, bei den andern kommt er von aussen in den Organismus. Die Wirkung der pyretogenen Substanzen erklärt er so:

Es muss dadurch in directer oder indirecter Weise ein Einfluss auf die Centren der Wärmeregulirung ausgeübt werden und zwar so, dass nun dieselben für einen höheren Temperaturgrad reguliren.

Hierin wird ihm von *Senator* widersprochen, welcher auf Grund einer Reihe von Thierversuchen die Erhöhung der Körpertemperatur abhängig macht von der verminderten Wärmeabgabe. Mit *Heidenhain* kommt *Senator* darin zusammen, dass im Fieber die Erregbarkeit der vasomotorischen Nerven, im Besondern der Hautarterien erhöht und dadurch die Wärmeabgabe durch die Haut vermindert ist.

Entgegen diesen Anschauungen trat *Volkmann* mit einer neuen Behauptung auf, nicht dass er der *Weber-Billroth*'schen Theorie widersprechen will, im Gegentheil hält auch er sie für richtig, aber er findet, dass sie nur eine besondere Art des Fiebers behandle. Angeregt durch die auffallende Thatsache, dass trotz peinlichster Erfüllung der *Lister*'schen Vorschriften verschiedene seiner Patienten, ja sogar die grössere Hälfte fieberte, fast ein Drittel namentlich hoch fieberte, stellte er mit *Genzmer* Untersuchungen an und das Resultat, welches beide erhielten und welches in der Sammlung klinischer Vorträge Nr. 121 niedergelegt ist, lautet mit seinen eigenen Worten:

Das Resultat, zu welchem wir gelangt sind, fassen wir im Wesentlichen in dem Satze zusammen, dass man zwei verschiedene Formen des Wundfiebers zu unterscheiden habe, die septische Form, die bislang ausschliessliches Beobachtungsobject gewesen ist, und die aseptische Form, deren Eigenthümlichkeiten wir im Folgenden hervorzuheben versuchen werden.

Indem ich mich möglichst genau an *Volkmann* halte, will ich in kurzen Sätzen den characteristischen Unterschied beider Formen hervorheben. Während dem septischen Fieber die Zeichen einer allgemeinen Infection eigen sind, so z. B. das Gefühl des Krankseins, die Benommenheit des Sensoriums, die sich bis zum Sopor steigern kann, das Darniederliegen der Functionen des Verdauungsapparates, die Prostration der Kräfte etc., zeichnet sich die aseptische Form durch absolutes Fehlen dieser Symptome aus. *Volkmann* sah Kranke mit Temperaturen von 40° und darüber herumgehen, rauchen, spielen, kurz sich ganz geberden wie Gesunde. Appetit und Durst waren eher gesteigert, mindestens normal, Schlaf wie gewöhnlich. Wenn nicht die thermometrischen Untersuchungen das Fieber gekennzeichnet hätten, wären die betreffenden Patienten als absolut fieberlos betrachtet worden. Auf eben dieses subjective Wohlbefinden führt *Volkmann* gewiss mit Recht die eigenthümliche Thatsache zurück, dass den Temperaturverhältnissen der subcutanen Fracturen bisher so geringe Aufmerksamkeit geschenkt wurde. Das aseptische Fieber ist nach *Volkmann* ebenfalls ein Resorptionsfieber und zwar kommen hier zur Resorption:

Stoffe, die von denjenigen, welche die physiologische regressive Gewebsmetamorphose und der physiologische Stoffwechsel liefern, nicht allzuverschieden sind.

Es werden resorbirt die durch die einwirkende Gewalt ertödteten Gewebselemente, die naturgemäss zerfallen.

Während also *Volkmann* die zerfallenden Gewebsbestandtheile für das Fieber verantwortlich machen will, vermuthete *v. Wahl*, dass das in der Wunde angesammelte Blut in Zusammenhang stehe mit dem Fieber. Von ihm veranlasst, stellte *Edelberg* [1]) Untersuchungen an und kam zu dem Resultate, dass das Fieber ein Resorptionsfieber sei, bedingt durch Resorption von Blut (Fibrinferment) aus der Wunde. Er belegt dies ausser mit seinem Material, bestehend in operirten und nach *Lister* weiter behandelten Fällen, durch 2 subcutane Fracturen, in welchen nach Anlegung des Gypsverbandes Fieber eintrat. Dasselbe soll Folge sein der Resorption von: „Blut, welches durch die mit der Application des Gypsverbandes nothwendig verbundene Reizung der noch nicht consolidirten Knochenenden ausgetreten sei."

Edelberg behauptet sogar, dass eine subcutane Fractur, sei es des Oberschenkels oder des Unterschenkels, so lange ohne Fieber verlaufe, bis man einen Gypsverband anlege. Er setzt sich dadurch in directen Gegensatz zu *Volkmann*, welcher gerade bei Anlegung des Gypsverbandes fieberfreie oder wenigstens gering fiebernde Fälle erwartet und seine hohen Procentzahlen des fieberhaften Verlaufes bei Oberschenkelbrüchen durch die Behandlung ohne erstarrenden Verband erklärt.

Auch ich kann mich *Edelberg* nicht anschliessen, denn einmal hat in vielen Fällen meines Materials die Anbringung eines erstarrenden Verbandes, die bei allen Fracturen mit Ausnahme derer des Oberschenkels (bei diesen nur selten) vorgenommen wurde, kein Fieber hervorgerufen und andererseits haben viele Oberschenkelbrüche, die nach *Volkmann* mit Gewichtsextension behandelt wurden, also ohne Gypsverband gefiebert. Dass ferner in vielen Fällen das Blutextravasat nicht Ursache des Fiebers war, erscheint mir wahrscheinlich durch das Fehlen der Sugillationen. Es wäre zu weit gesucht, wollte man diese kleinsten Blutaustritte, welche bei der Application des Verbandes entstehen, für das oft tagelange Fieber verantwortlich

---

[1]) Deutsche Zeitschrift für Chirurgie, Bd. XIII.

machen. Wenn schon diese geringen Extravasate Fieber veranlassen, wie viel beträchtlicher müsste dann bei den grossen Hämatomen die Reaction sein? Aus meinen Untersuchungen geht aber hervor, dass die Grösse des Extravasates das Fieber nicht beeinflusst.

Ich für meinen Theil möchte das Fieber erklären, wie *Volkmann*, denn alles, was *Volkmann* für das aseptische Fieber anführt, findet sich in unsern Fällen. Kein einziger der Patienten klagt über irgend welche Beschwerden, der Appetit war nirgends gestört, das Durstgefühl oftmals erhöht. Auch in der Dauer des Fiebers stimmen meine Beobachtungen mit den Angaben *Volkmann's* überein. Ich fand unter 47 Fällen:

7	mal	1	Tag	Fieber	3	mal	7	Tage Fieber
7	„	2	Tage	„	1	„	8	„ „
5	„	3	„	„	2	„	9	„ „
10	„	4	„	„	2	„	10	„ „
3	„	5	„	„	1	„	11	„ „
5	„	6	„	„	1	„	17	„ „

und *Volkmann* sagt, dass in der Mehrzahl der Fälle das Fieber von 3—7tägiger Dauer sei. In den meisten Fällen haben wir die Morgentemperatur normal, die Abendtemperatur erhöht. 38° oder mehr erreichten Morgens nur 10 Fälle, doch auch in diesen war zumeist 38°0 eine Remission gegenüber der Temperatur des vorhergehenden Abends. Durch diese täglichen Morgenremissionen erklärt sich auch das dauernde Wohlbefinden der Patienten, denn die Erfahrung lehrt, dass hohe Fiebertemperaturen von kurzer Dauer und unterbrochen durch fieberfreie Intervalle besser ertragen werden, als mässige, aber dauernde Temperaturerhöhungen.

Den **Zusammenhang zwischen Fieber und Callusbildung** versuche ich mir in folgender Weise zu erklären. Das Trauma selbst und die dabei erfolgte Mortification bisher gesunden Gewebes setzen einen entzündlichen Reiz, durch diesen wird eine Reaction hervorgerufen, welche bei einer Knochenfractur sich durch Callusbildung äussert. Dieselbe beginnt bekanntlich mit einer Röthung, Schwellung und Durchfeuchtung des Periostes (äusserer Callus), blutiger Durchtränkung und Wucherung der zelligen Elemente des Markes (innerer Callus). Da nun die histologische Untersuchung eine Erweiterung und strotzende Füllung der feinsten Gefässe zeigt, muss natürlich auch die Callusbildung in erhöhtem Masse vor sich gehen, wenn eine erhöhte Zufuhr durch vermehrte Circulation gegeben ist. Diess ist aber nun im Fieber der Fall, denn, abgesehen von dem durch Microorganismen erzeugten Fieber, wo Puls und Temperatur sich nicht mehr entsprechen, rechnet man im Durchschnitt auf 1° Temperatursteigerung eine Vermehrung des Pulses um 8 Schläge.

Ist meine Annahme richtig, so muss auch bei mehrtägigem Fieber die Callusbildung stärker sein, als bei Fieber von einem oder zwei Tagen Dauer. Oben aber habe ich gezeigt, dass diese Wechselbeziehung wirklich vorhanden ist. Es ergab sich, dass gerade bei geringer Callusbidung nur eintägiges und niedriges Fieber vorhanden war. Dass ferner eher Schrägbrüche und Comminutivfracturen Fieber verursachen, als Querbrüche, was oben auch angedeutet ist, stützt meine Annahme ebenfalls, denn bei ersteren wird naturgemäss mehr organisches Gewebe zerstört und dadurch ein grösserer entzündlicher Reiz gesetzt werden, als bei letzteren.

In wie weit meine Theorie richtig ist, vermag ich nicht zu beurtheilen, hierüber können nur ausgedehnte Untersuchungen Aufschluss geben und möchte ich hiermit zu einer Prüfung des Zusammenhanges aufgefordert haben.

Die **Prognose** des Fiebers ergibt sich aus dem Gesagten. Nach meinem Befunde ist die Ansicht *Volkmann's*, dass das Fieber ohne Einfluss auf die Prognose sei, nicht ganz zutreffend. Ich halte die ohne Complication fiebernden Fälle für prognostisch günstiger gestellt als die nicht fiebernden. Keineswegs aber wird die Prognose durch das Fieber verschlechtert. Die **Therapie** ist damit auch vorgeschrieben. Es erscheint ein Eingriff gegen das Fieber, wie es meine Fälle aufweisen, als ungerechtfertigt und dem Verlaufe direct widersprechend. Denn das Allgemeinbefinden des Patienten leidet in keiner Hinsicht, im Gegentheil zeigen die fiebernden vollständig normales Verhalten.

Bisher haben die Fracturen der Rumpfknochen keine Beachtung gefunden, da bei den oben erwähnten Autoren nur von den langen Extremitätenknochen die Rede war. Durch meine Beobachtungen veranlasst, erlaube ich mir, an dieser Stelle einige Bemerkungen anzuknüpfen.

Wenn bisher angenommen wurde, dass die Rippenfracturen entweder ganz ohne Fieber verliefen, oder falls Fieber eintrat, dasselbe durch Verletzung der Pleura oder Lunge, durch Haemothorax, Emphysema subcutaneum etc. veranlasst wäre, so kann ich dem meinerseits wohl auch ganz beistimmen.

Unter 53 Fällen von Rippenfracturen, über welche ich verfügen kann, verliefen frisch absolut fieberlos 8, mit Fieber ohne Complication 3, mit zufälligen Complicationen 3, mit Complicationen in Folge der Fractur 9 Fälle, ausserdem finden sich noch 30 Rippenfracturen unter den nicht frisch zur Beobachtung gekommenen Brüchen. Von den fiebernden Fällen ohne Complication betraf der eine einen gracil gebauten, mässig gut genährten, 48 jährigen Mann mit arcus senilis corneae, der durch Fall gegen eine Kante eine Fractur der X. und XI. Rippe erlitt. Patient kommt am zweiten Tage zur Beobachtung, hat am ersten Abend 40°, am zweiten 38°,4, am dritten 38°, am vierten fieberfrei. Die Morgentemperaturen sind 37°5 und 37°4. An den beiden ersten Tagen hat Patient starke Schmerzen, aber keinen Hustenreiz, keinen blutigen Auswurf. Am fünften Tage entfernt sich Patient in einem unbewachten Augenblicke ohne Wissen des Wärters und des Abtheilungsarztes, um nicht wiederzukommen. Ich glaube hier die erhöhte Temperatur mit dem Reize der Pleura durch den ziemlich weiten Transport in Verbindung bringen zu müssen, denn die mit dem Fieber abnehmende Schmerzhaftigkeit zeigt, da sie nicht nur bei Bewegungen des Thorax eintritt, sondern dauernd besteht, eine Betheiligung der Pleura an.

Der zweite Fall ist keine einfache Rippenfractur, sondern complicirt mit einer fissura humeri, welche sich in der Gegend des tuberc. majus befindet. Patient kam sofort zur Behandlung und fieberte nur die ersten beiden Abende mit 38°,4. Die Fractur betrifft die zweite rechte Rippe. Patient hatte nie Schmerzen, nie Hustenreiz und Auswurf, sondern befand sich dauernd wohl. Er wurde nach 14 Tagen mit Mitella wegen Platzmangel entlassen. Dieser Fall ist mindestens zweideutig, den Hauptantheil am Fieber möchte ich eher der Fissur zuschreiben, als dem Rippenbruche.

Der dritte Fall endlich betrifft einen 38 jährigen Mann, der 30 Fuss hoch herabfiel. Er erlitt eine fractura sterni, fract. cost. II. d., fissura hum. d.. Vuln. contus. capit. longit. 2½ cm., hatte am zweiten Abend 38,°2, war sonst immer fieberfrei. Auch hier möchte ich dem Rippenbruche allein den Grund für das Fieber nicht zuschreiben, sodass kein einziger Fall mit Sicherheit zeigt, dass Rippenfracturen fiebern. Bei der Kleinheit des Knochens ist auch nur eine geringe Zellenvernichtung und daher auch wenig Einfluss auf die Temperatur zu erwarten.

Bei den drei Fällen mit zufälligen Complicationen finden sich 2 Mal Pneumonia fibrinosa, gekennzeichnet durch rostfarbenes Sputum, Dämpfung und Bronchialathmen, und einmal Phthisis mit öfters eintretender Haemoptoe, sodass der Fractur keine Schuld am Fieber beigelegt werden kann.

Die neun Fälle mit Complicationen in Folge der Fractur eventuell des Trauma sind:

4 mal Laesio pulmon. Emphys. subcut. Haemopneumothorax (Sanatio).
1   Haemopneumothor. Emphys. subcut. Pneumonia (Sanatio).

1 mal Ruptura renis sin. (Exitus).
2 „ Nephritis traumatica (Sanatio).
1 „ Ruptura vesicae felleae, Peritonitis (Exitus).

Es lässt sich demnach kein Fall für den Beweis eines Fiebers aus der Fractur verwerthen, sodass ich zu dem Resultat komme, dass bei einfachen Rippenbrüchen wohl nie Fieber eintritt.

In letzter Linie bleiben uns endlich noch die Beckenfracturen übrig, es sind unter meinem Materiale 6 nicht frische, fieberlose Fälle, welche von der Betrachtung ausgeschlossen bleiben, 4 frische nicht fiebernde und 3 fiebernde Fracturen.

Die erste betrifft einen 45jährigen, kräftig gebauten, gut genährten Mann. Sturz aus einer Höhe von 30 Fuss auf das Pflaster. Aufnahme 3 Tage nach der Verletzung. Transport per Wagen. Schmerzhaftigkeit der linken Thoraxhälfte bei Husten, Niesen und Druck, keine Rippenfractur nachweisbar. Die Gegend der Crista ossis ilei sin. ist stark sugillirt, bei Druck heftiger Schmerz und Crepitation. Bewegungen des linken Beines in Folge heftiger Schmerzen unmöglich. Patient fiebert am ersten Abend mit $38°,4$ und am zweiten mit $38°0$. Das subjective Befinden ist zufriedenstellend. Nach 39 Tagen steht Patient auf und wird nach 50 Tagen völlig geheilt und arbeitsfähig entlassen.

II. Fall. 63jähriger Mann wird von einem Pferde mit dem Hufe geschlagen, sofort in's Bett. Starke Anschwellung, keine Wunde. Einreibung mit Spirit. camphor. Am nächsten Tage in's Spital. Mittelgross, mässig genährt. Muskulatur schlaff und atrophisch. Innere Organe normal, geringes Emphys. pulm. Abdomen normal. Rechte Hüftbeingegend bedeutend geschwollen, enorm empfindlich bei leichtem Drucke, laute Crepitation, ungewöhnliche Beweglichkeit und Nachgiebigkeit. Hüftgelenk frei. Ruhe. Eisblase. Diät.

Patient fiebert die ersten Abende mit $38°$, $38°2$, $38°1$. Ist zufrieden, schläft gut. Wird nach 34 Tagen geheilt entlassen.

III. Fall. 29 jähriger Mann, stürzt 22 Fuss hoch herab, kommt sofort zur Aufnahme. Kräftig gebaut, gut genährt. Im Gesicht leichte Excoriationen, ebenso am rechten Handrücken. Brust normal. Sugillationen der rechten Darmbeinschaufel. Druckschmerz, Crepitation dicht unter Crista. Am Oberschenkel ein 5 Frs.-Stück grosse Sugillation. Active Bewegungen des Oberschenkels macht Patient nicht, geringe passive sind möglich und schmerzfrei. Retentio urinae. Urin klar, ohne Eiweiss und Blut. Obstipation. Keine Lähmungen. Puls gut, regelmässig. Therapie: Wasserkissen. Diät. Katheterismus. Patient fiebert 8 Tage lang bis 38°6, hat starke Schmerzen in der rechten Hüfte. Vom dritten Tage an spontane Exurese, vom neunten an keine Schmerzen mehr. Am 20. wird ein grosser Callus constatirt, am 42. Tage darf Patient aufstehen, erkrankt am 45. an einer Angina mit Temperatur von 40°, wird am 52. geheilt entlassen.

Die Betrachtung dieser Fälle ergiebt, dass das Fieber nur auf die Fractur zurückzuführen ist, denn in keinem ist eine Complication vorhanden und auf eine entzündliche Reizung des Peritonäums deutet nichts. Die Retentio urinae des letzten Falles dürfte sich als Shockwirkung erklären lassen. Die Heilungsdauer ist im ersten Falle, wenn man vom ersten Aufstehen an rechnet, 39, im zweiten 34, im dritten 42 Tage. Die frischen, nicht fiebernden Fracturen betreffen einen 49 jährigen Mann mit 43 Tagen und einen 52 jährigen mit 56 Tagen Heilungszeit. Ein 38 jähriger, der eine fract. oss. ilei d. et fract. crur. d. et fract. hum. d. erlitten hatte, machte am Aufnahmstage Exitus und der letzte wurde als Simulant entlassen.

Es scheint demnach für die Beckenfracturen dasselbe zu gelten, wie für die Fracturen der langen Extremitätenknochen, denn wir finden unter dem Einflusse des Fiebers eine kürzere Heilungszeit als ohne Fieber. In Berücksichtigung der Grösse der Beckenknochen kann uns das auch nicht Wunder nehmen. Der hohe Procentsatz, den ich erhalte, nämlich 50 %, wenn ich den Fall von Simulation ausschliesse, wird sich wohl bei grösserem Material verringern, immerhin ist aber den Beckenfracturen hinsichtlich der Häufigkeit des fieberhaften Verlaufes eine der ersten Stellen anzuweisen. Der letzte Fall ist noch dadurch besonders interessant, dass sich ein bedeutender Callus vorfand, sodass auch hier der Zusammenhang zwischen Dauer des Fiebers und Callusbildung beobachtet werden kann.

Fassen wir das Ergebniss meiner Untersuchung noch einmal kurz zusammen, so ergab sich:

1) Subcutane Fracturen ohne irgend welche Complicationen können fieberhaft verlaufen (bei mir in etwa 30 % der Fälle).
2) Das Fieber tritt häufiger auf bei Schrägbrüchen und Splitterbrüchen als bei einfachen Querbrüchen.
3) Kinder unter einem Jahre werden selten oder gar nicht vom Fieber befallen, im übrigen ist das Alter ohne Einfluss.
4) Gesunde kräftige Personen werden häufiger fiebern als schwächliche, ebenso Männer mehr als Frauen.
5) Das Fieber ist unabhängig von der Grösse des Blutextravasates.
6) Das Fieber steht in innigem Zusammenhange mit der Callusbildung.
7) Die Heilungszeit der fiebernden Fälle ist eine kürzere als die der nicht fiebernden.
8) Das Fieber stimmt mit dem von *Volkmann* beschriebenen aseptischen vollständig überein.
9) Die Prognose ist für die fiebernden Fälle günstiger als für die nicht fiebernden.
10) Ein therapeutischer Eingriff gegen das Fieber ist nicht geboten.

Zum Schlusse möchte ich noch einmal darauf hinweisen, dass es im Interesse der endgültigen Bestimmung der Häufigkeit des fieberhaften Verlaufes sowohl als der allgemeinen Kenntniss der Heilungsvorgänge subcutaner Fracturen angezeigt scheint, dieselben einer grössern Aufmerksamkeit zu würdigen, als es bisher der Fall war. Wenn durch diese Arbeit hierzu Anregung gegeben ist, so wäre der Zweck derselben erfüllt.

Es bleibt mir noch übrig, zwei Einwürfe, die gemacht werden könnten, von vornherein zu entkräften.

Was erstens die Temperaturmessungen betrifft, so sind dieselben zwar nur 2 mal täglich (Morgens und Abends) vorgenommen worden, da die meisten meiner Fälle in eine Zeit gehören, in welcher den subcutanen Brüchen nicht die Aufmerksamkeit geschenkt wurde, welcher sie jetzt behufs eines Studiums über das Fieber gewürdigt werden, wo eine zweistündliche Messung gewissermassen Pflicht des Beobachters ist, aber die Messungen sind doch genau. Die Lücke jetzt noch auszufüllen, war natürlich unmöglich und muss ich in dieser Hinsicht um Nachsicht bitten.

Dann möchte ich mich noch wegen des Gebrauches der Bezeichnungen Querbruch und Schrägbruch bestimmt erklären. Es wurde nicht die mathematische Genauigkeit beobachtet, sondern der Gewohnheit Folge geleistet, sodass unter Schrägbrüchen solche Fälle gemeint sind, wo eine ganz besonders ausgeprägte Schrägheit der Fracturlinie beobachtet wurde, während zu den Querbrüchen sämmtliche Fälle gerechnet werden, deren Bruchlinie keine wesentliche Abweichung von der Horizontalen bildet. Reine Querbrüche sind ja so selten, dass ich wahrscheinlich keinen einzigen Fall zu verzeichnen hätte. Es wäre mir ohne Beobachtung der gewöhnlichen, klinischen Ausdrucksweise schwer geworden, den Unterschied in der Bruchlinie scharf zu kennzeichnen.

Meinem hochverehrten Lehrer, Herrn Professor Dr. *Krönlein*, der mir die Anregung zu dieser Untersuchung gab und mich bei derselben mit seinem Rathe freundlichst unterstützte, spreche ich an dieser Stelle nochmals meinen verbindlichsten Dank aus.

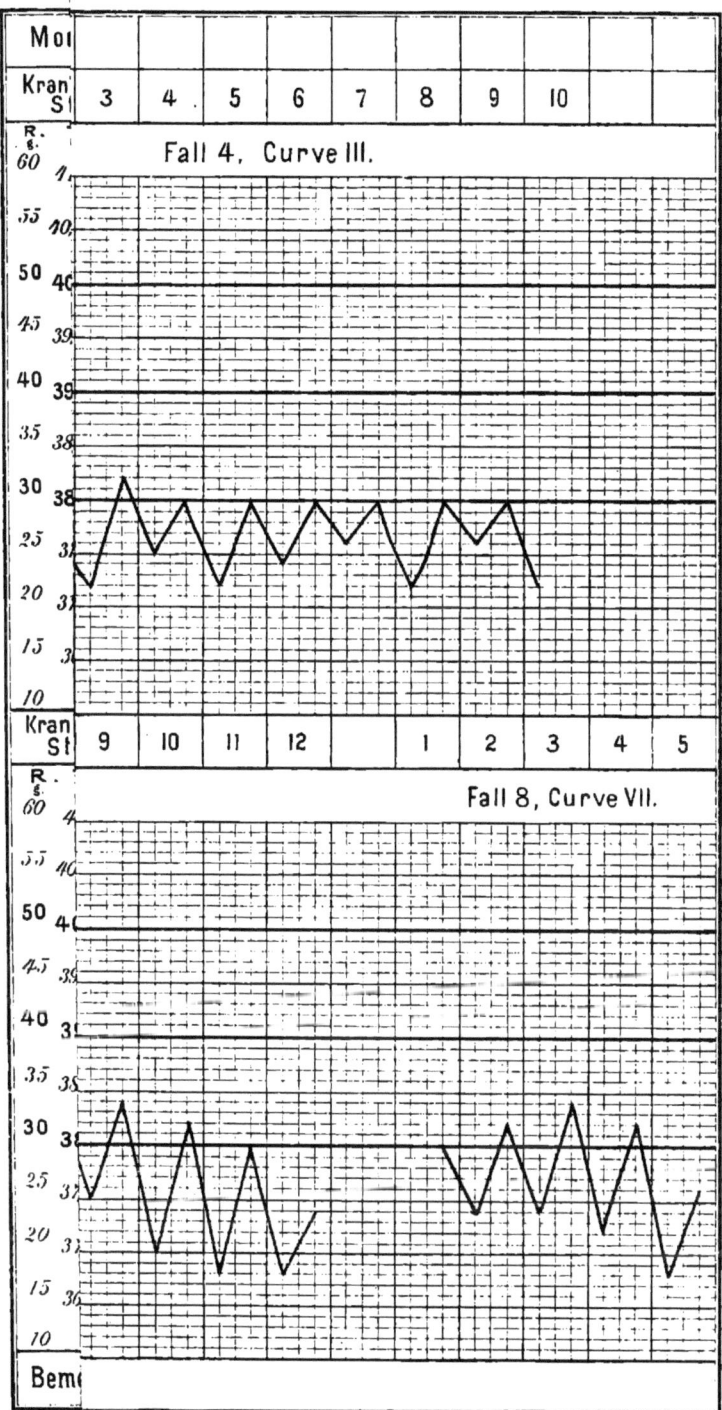

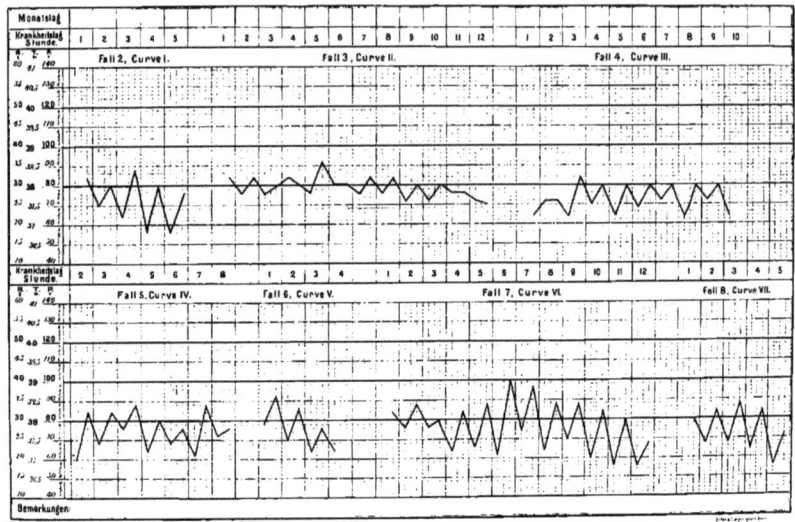

| 2 | 3 | 4 | 5 | 6 | 7 |

Fall 17, Curve XV.

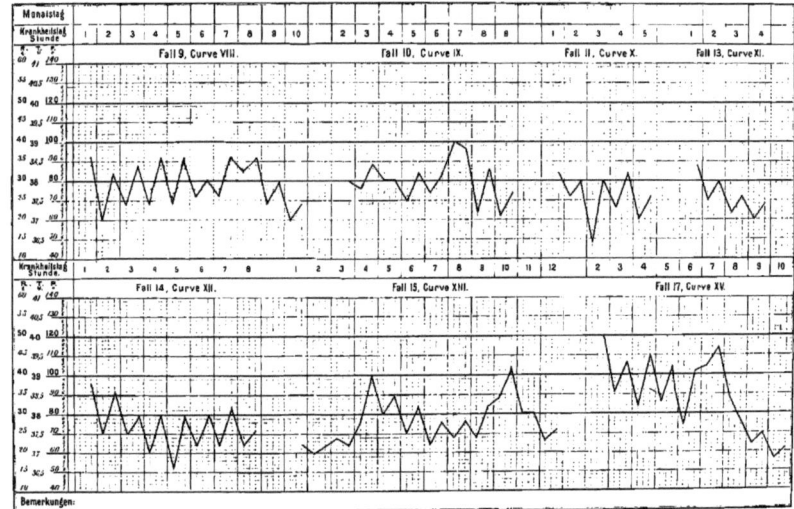

Fall 23, Curve XIX.

I 27, Curve XXIII.

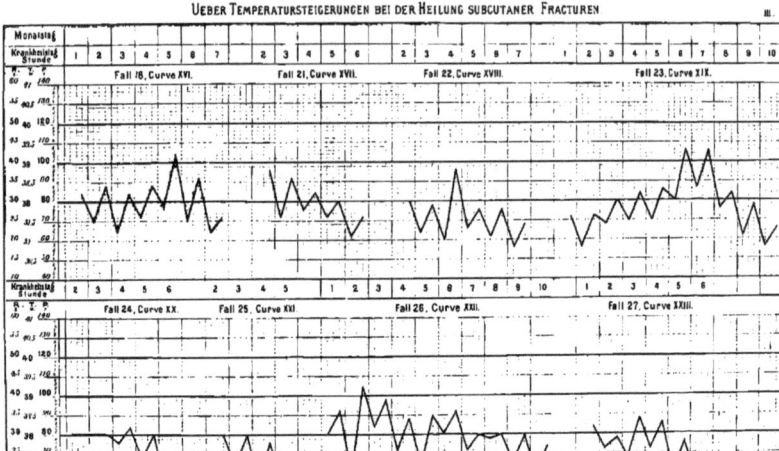

Ueber Temperatursteigerungen bei der Heilung subcutaner Fracturen

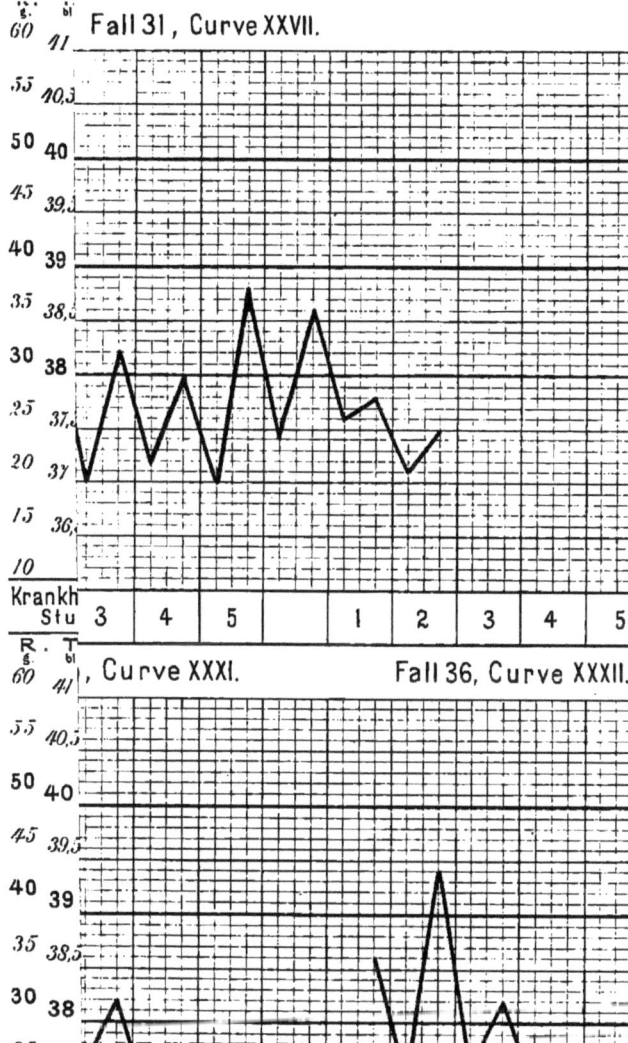

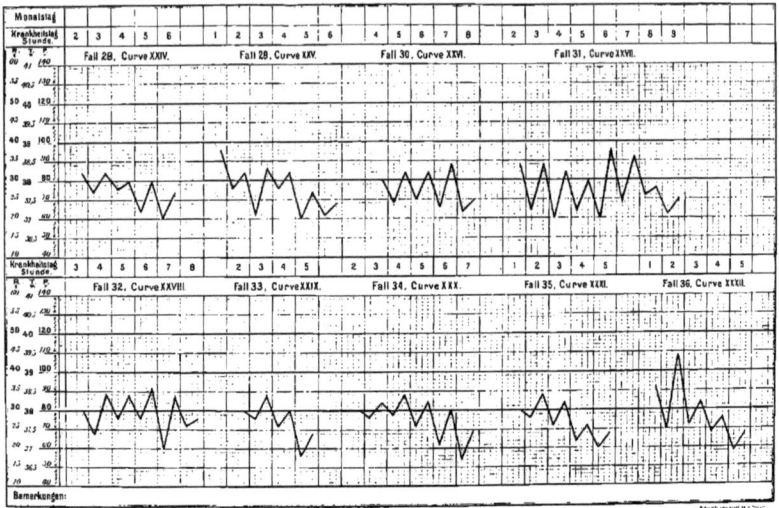

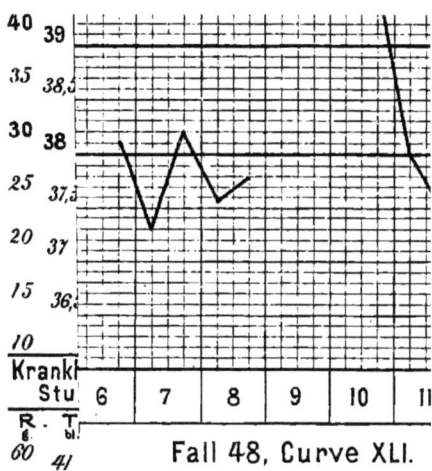

Fall 48, Curve XLI.

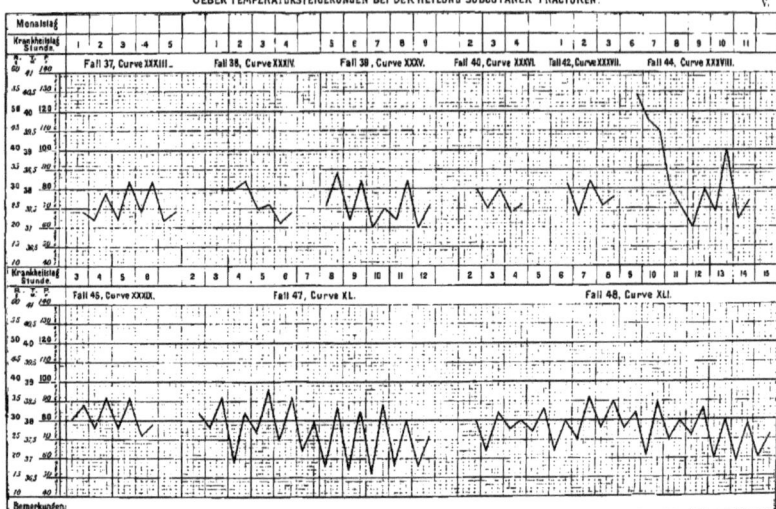

UEBER TEMPERATURSTEIGERUNGEN BEI DER HEILUNG SUBCUTANER FRACTUREN.

9

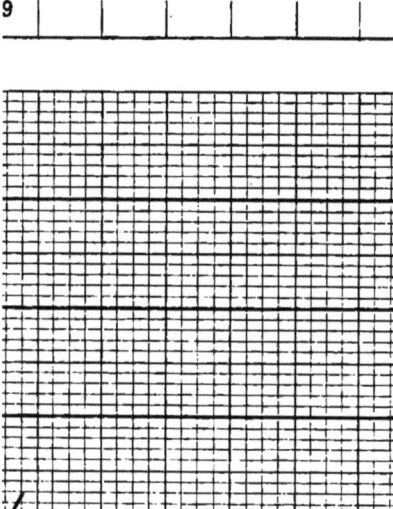

UEBER TEMPERATURSTEIGERUNGEN BEI DER HEILUNG SUBCUTANER FRACTUREN. VI.

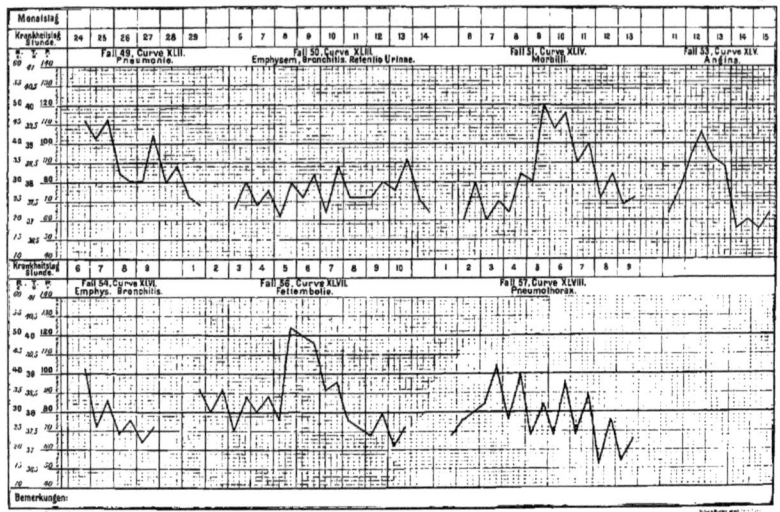

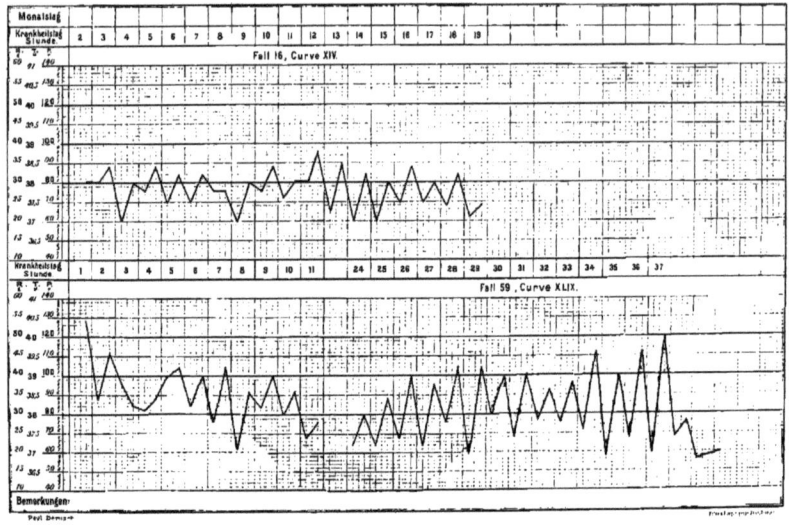

| 25 | 26 | 27 |

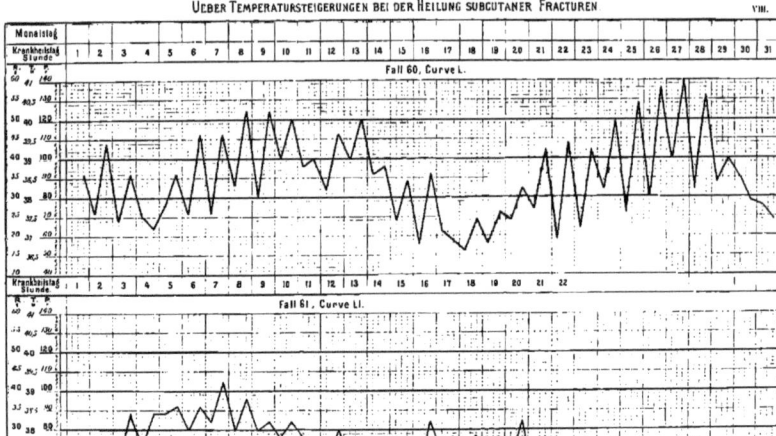